NATUR-
PARFUMFÜHRER

Das richtige Mischen
von reinen ätherischen Ölen.

Mit vielen Parfum- und Kosmetikrezepturen

von
Fred Wollner

Inhaltsverzeichnis

Dieses Buch möchte ich
meiner Freundin Ingrid,
meinen beiden Kindern
Nina und Oliver
und meinem Vater
in Liebe widmen.

DER DUFT

Wer bist Du, Unbegreiflicher: Du Geist,
wie weißt Du mich von wo und wann zu finden,
der Du das Innere (wie ein Erblinden)
so innig machst, daß es sich schließt und kreist.
Der Liebende, der eine an sich reißt,
hat sie nicht nah; nur Du bist Nähe.
Wen hast Du nicht durchtränkt, als ob Du jähe
die Farbe seiner Augen seist.
Ach, wer Musik in einem Spiegel sähe,
der sähe Dich und wüßte, wie Du heißt.

[Rainer Maria Rilke]

0. Vorwort

Zu Beginn meiner Duftreise faszinierten mich die Räucherwerke. Sie kündeten mir von alten Gesellschaften und Zeiten, die noch harmonischer und tiefsinniger gewesen sein mochten, als die unseren heute. Schon bald merkte ich, daß nicht nur Räucherwerke, sondern daß jeder Duft eine - besonders durch mein Gefühl bestimmte - Prägung in mir hinterließ. **Eine besondere Stimmung wird sehr oft durch die Erinnerung an bestimmte Dufterlebnisse stark beeinflußt!**

In den letzten Jahrzehnten haben sich unzählige Psychologen im Auftrag der Industrie bemüht, die „manipulativen Kräfte" der verschiedenen Gerüche zu untersuchen. So wird unser Kaufverhalten ganz häufig durch Parfumieren der Ware mitbestimmt (z.b. von Tees, Autos, Spielsachen, etc.).

Leider gerät dadurch mehr und mehr das alte Verstehen und Wissen um die sinnvolle Verwendung von Düften in Vergessenheit. Wer sieht z.b. im Parfum noch die letzten Hinweise auf die uralte Tradition des Räucherns (lat.: *per* = für, *fum-are* = räuchern)?

In alten griechischen Sanatorien war die dritte und höchste Plattform (Ebene) ein Platz für die Kranken, um sich - in Verbindung mit Räucherwerken - „gesund zu schlafen".

Das erste Augenmerk galt damals den intensiven, psychischen Wirkungen der Düfte. Man wollte damit die seelischen Deformationen, Schmerzen und Verunreinigungen der Menschen positiv beeinflussen. Auch die aktuelle psychosomatische Medizin bestätigt, wie stark sich unsere Gefühle und Stimmungen auf die Entstehung bzw. die Verbesserung von Krankheitszuständen auswirken.

So läßt sich durch die richtige Anwendung von ätherischen Ölen - die als lebendige Duftboten der Pflanzen gelten - unsere innere Harmonie wiederherstellen.

Wir können damit unsere Selbstheilungskräfte anregen und sowohl vorbeugende als auch lindernde Wirkungen erzielen. In den letzten Jahrzehnten hat sich für dieses Teilgebiet der Ganzheitsmedizin der Name *Aromatherapie* durchgesetzt.

Es wäre jedoch nicht sinnvoll, jedes aus reinen ätherischen Ölen hergestelltes Parfum in diesen Begriff zu zwängen.

Die Herstellung eines Naturparfums ist in erster Linie Handwerk und Kunst, nicht eine Form der Therapie, auch wenn sie sich die Erfahrungen der Aromatherapie zu Nutze macht.

So wird in diesem Buch erstmalig versucht, die parfumistische (relativ oberflächliche) Welt mit den Erfahrungen der Aromatherapie (traditionelle Naturheilkunde) in Einklang zu bringen.

Viele der hier dargestellten Prinzipien können auch beim Mischen von aromatherapeutischen und kosmetischen Produkten enorm hilfreich sein. **Sehr häufig „entgleist" ein Duft, wenn verschiedene ätherische Öle ohne Konzept miteinander verbunden werden.**

Seine Wirksamkeit wird dadurch wesentlich beeinträchtigt.

Da das Parfum in erster Linie unseren Geruchssinn - und damit am stärksten unsere Psyche - beeinflußt, ist es ideal geeignet, auf subtile Weise einen wesentlichen Beitrag zu unserem inneren Gleichgewicht beizutragen. Die Voraussetzung dafür ist, daß wir ein für uns ganz persönlich abgestimmtes, sinnvoll wirkendes Parfum herstellen. Für diesen Zweck habe ich dieses Buch verfaßt.

1. Einführung

Die Welt der Düfte hat mich schon seit frühester Kindheit in ihren Bann gezogen. Viele Erinnerungen und Gefühle meiner träumerischen Jugend werden auch heute noch immer wieder aufs Neue belebt, sobald ein signifikanter Duft der schon längst vergangenen Tage an mir vorüberweht. Duft und Gefühl sind für mich untrennbar miteinander verbunden.

In meinen Reisen durch Asien und Europa fiel mir auf, daß es in den Straßen jeder Gegend immer unverwechselbar anders riecht. Unbewußt prägt sich ein Duft zusammen mit einer Situation ein und erschafft in unserem Gefühl ein Abbild der Situation, wenn er uns später wieder einmal begegnet. Angenehme Gefühle zu halten und unangenehme zu vermeiden ist der Wunsch des Menschen, seit es ihn gibt.

In den alten Kulturen rief man mit Düften - z.b. durch Räucherungen - die Götter an und trachtete danach, sie durch Verbrennen der edelsten Stoffe (z.b. Myrrhe, Weihrauch) gütig zu stimmen. Durch Salbungen versuchte man Menschen eine ausgeglichene, starke oder erotische Ausstrahlung zu verleihen. In Japan wurden die Kimonos (japanische Kleidungsstücke) durch Räucherwerk parfumiert, um mit jenem Duft die geistige Aura zu verstärken.

Und letztendlich sind auch in unserer Zeit die Wünsche noch ähnlich, wenn wir uns ein modernes Parfum aussuchen. Wir möchten dadurch interessant, speziell, geheimnisvoll, erotisch, stark und ausgeglichen auf andere - besonders das andere Geschlecht - wirken.

Aber ist das wirklich auch heute noch so?

Wohl kaum, wenn wir die Angelegenheit etwas kritisch betrachten:

Im modernen Parfum wirken heute unzählige, synthetische Riechstoffe (50-200 je Parfüm!). Diese werden nicht nach Wirkkriterien, sondern vielmehr nach Duftkriterien zusammengestellt. Somit ist ein lebendiges Verbinden der pflanzlichen „Dufthormone" mit den menschlichen „Dufthormonen" gar nicht mehr möglich.

Die Parfumindustrie und viele sogenannte Naturkosmetikhersteller bieten keine Parfums aus unverfälschten, rein pflanzlichen Duftnoten an.

Am synthetischen Produkt läßt sich 100x bis 1000x (!) mehr verdienen, als an einem echten! Was diese Unmenge an synthetischen Stoffen auf Dauer in und an uns wirklich bewirkt, wissen wahrscheinlich nur einige wenige Köpfe der Duftkonzerne - wenn überhaupt.

Tatsache ist, daß wir beim Parfum die höchsten Konzentrationen an ätherischen Ölen von allen üblichen Anwendungen (Massageöle, Cremes, Lotionen, Badezusätze,...) haben: 15-30 % des Gesamtvolumens!

Alle diese Argumente und meine Liebe zu echten, rein pflanzlichen ätherischen Ölen haben mich motiviert, das Thema Naturparfum in Form dieses kleinen Buches für jeden von uns praktisch und einfach nachvollziehbar zu machen.

Düfte als Parfum zu verbinden ist eine faszinierende Form von Kunst!

Im Folgenden werden die Geheimnisse der Kreation von Parfums jedem von uns zugänglich gemacht, um endlich wirklich individuelle, echte Duftnoten für sich mischen zu können. Ich hoffe, daß auch Sie Ihren Zugang zur faszinierenden Welt der selbstgemachten Naturparfums finden und wünsche Ihnen viele inspirierende Erfahrungen auf Ihrer Duftreise!

2. Der Mensch und die Düfte

2.1 Das verlorene Parfum

Der Geruchssinn ist das älteste Wahrnehmungsorgan dieser Welt. Bereits Einzeller haben über Duftbotschaften miteinander kommuniziert. Jedes Lebewesen sendet bestimmte Düfte aus, die von anderen als Information verarbeitet werden (z.B. „Witterung", Sexualkommunikation bei Tieren). Sogar Spermien können riechen und werden durch Lockstoffe der Eizelle zu ihrem Ziel geführt.

Auch der Mensch produziert an seinem Körper permanent sein eigenes „Parfum". Dieser Duft hängt von seinen Eßgewohnheiten, seinem Geschlecht, seinem Alter, der psychologischen und konstitutionellen Verfassung u.v.m. ab. Unser Schweiß ist einer der wichtigsten Faktoren dabei. Eigentlich ist Schweiß geruchlos; erst durch bestimmte Bakterienaktivitäten am Körper entfaltet sich der signifikante Geruch.

Nun genau diesen - ganz individuellen - Duft versuchen wir heute mit allen Mitteln zu überdecken und zu verstecken. Alle Deo-Sprays, „Sticks" und modernen Parfums zielen in diese Richtung; auf keinen Fall das sein, was wir sind! Am besten, wir verstecken uns hinter einer bekannten, sicheren Marke, deren Image von Psychologen und Strategen für einige Millionen Kunden verkaufswirksam zusammengebastelt wurde. Dann kann uns nichts passieren, denn wir haben eine gängige Visitenkarte an unseren Körper geheftet - den „24 Stunden superstarken, weiblichen bzw. männlichen Erotikduft"!

Aber die wenigsten Menschen können den Parfumduft einer Marke zuordnen und so bleiben wir mit unserem Markenparfum anonym.

- Was will ich denn ganz persönlich von meinem Parfum? -

Ohne diese Frage zu stellen, um dann an einer Antwort zu arbeiten, ist das Herstellen von wirksamen Naturparfums nicht möglich. Bevor wir uns dieser Frage genauer widmen, möchte ich noch kurz darlegen, warum man in alten Kulturen den eigenen Körperduft veränderte:

a) um den Göttern edelste Düfte (z.B. Weihrauch, Sandelholz) am eigenen Körper darzubieten,

b) als Schutz vor negativen Einflüssen von Dämonen und Geistern,

c) zum Ausgleich von charakterlichen Schwächen,

d) um das eigene positive Wesen stärker hervorzubringen,

e) um mit den Wesenskräften (Lichtkräften) bestimmter Pflanzen auf andere Wesen und sich selbst harmonisierend einzuwirken (vgl. die Allegorie »Rosenduft und Heilige Maria«)!

Auf uns heute bezogen, könnte man sagen:

a) ich habe einen starken Eigenduft - will ich diesen komplett verändern, dann muß ich auch meine Ernährung, meine Einstellung und meine Lebensgewohnheiten ändern. Hier wird der Duft von innen verändert. Ein Naturparfum kann dabei unterstützend wirken.

b) will ich in mir etwas verändern und auch nach außen hin eine markante Ausstrahlung haben (Charisma), dann ist es sehr sinnvoll, wirksame Naturparfums einzusetzen. Hier wirkt der Duft nicht in erster Linie nach außen, sondern nach innen!

c) benötige ich die trügerische Sicherheit der modernen Medien- und Markenkultur, dann trage ich eine zu mir passende Industriemarke auf. Es geht dabei nur um die Ausstrahlung der Duftmarke; möglichst weit und lange (wie beim Markieren eines Reviers!), um auf dem Verkaufsplatz der Menschen einen vorgegaukelten und optimalen Verkaufswert zu erlangen.

Wir haben es hier mit dem Spiel der Einbildungen zu tun. Der Mensch degradiert sich und seine Ausstrahlung zu einem erkennbaren Massen-Markenimage. Und er zahlt für billige Illusion den teuren Namen. Der reine Wert eines 100 ml-Markenparfums liegt meist bei ca. 4,--DM! (ohne Flacon).

Duft und Erotik:

In der Werbung von Parfums wird heute fast immer sehr stark die sexuelle Attraktion in die Werbebotschaft mit eingebaut.

Die erotische Wirkung eines Duftes ergibt sich jedoch einerseits aus der Summe aller für den Einzelnen, damit assoziierten Gefühlen und Situationen, und andererseits aus seiner physiologischen - verallgemeinerbaren - Wirkung (z.B. gelten Schweiß, Urin- und Fäkalgerüche in hoher Verdünnung als stark erogen). Natürlich spielt auch das Umfeld und die momentane Situation eine entscheidende Rolle, wie wir einen Duft emotional interpretieren.

Auch die akzeptierte Intensität des Duftes wird individuell verschieden sein und so liegt der Schluß nahe, daß ein von uns verwendetes Parfum letztendlich unübersehbare Reaktionen in unserer Umgebung (z.B. bei Freunden) auslösen wird. Diese, speziell für die Parfumindustrie enttäuschende Tatsache, mag der Wahrheit am nächsten kommen und doch gilt zu bedenken, daß es beim Parfum-Anwenden nicht nur auf die direkte Wirkung auf unsere Mitmenschen ankommt: auch wir werden von dem Duft intensiv beeinflußt. Genau diese innere Bewegung, die unser Parfum in uns selbst auslöst, ist das Wesentliche.

Für die Idee, sich Naturparfums selbst herzustellen, ist die persönliche Veränderung das zentrale Thema, denn dadurch können wir achtsamer, selbstbewußter und ausgeglichener werden. Unser Parfumduft wird unser Wesen nur noch mehr nach außen unterstreichen.

Diese innere „Transformation", die wir dann auch ausstrahlen, wird uns interessanter, geheimnisvoller und damit - wenn wir möchten - erotischer für andere machen.

Ein weiterer positiver Aspekt beim natürlichen Parfum ist, daß es sich nicht so stark exaltierend (nach außen drängend) verhält wie das Industrieparfum, da wir keine synthetischen Fixative verwenden. Das bedeutet, die unüberschaubare Wirkung des Duftes auf andere wird viel dezenter ausfallen, als beim Industrieparfum.

Wenn es uns gelingt, mit unserem Parfum unseren körpereigenen Duft zu verstärken, kann sich auch dadurch eine erotische Ausstrahlung ergeben. Aber ist denn Erotik alles was uns ein Parfum geben kann?

Viele Parfumhersteller gehen noch immer von dem Postulat aus, daß die Frauen wie auch die Männer im Parfum ein Medium suchen, um ihre sexuellen Reize zu verstärken. Dabei ist in verschiedenen Untersuchungen mittlerweile nachgewiesen worden, daß heute viele andere Kriterien bei der Wahl des Parfums eine entscheidende Rolle spielen, z.B.:

1. um sich gut zu fühlen,
2. als Unterstützung zur Schönheitspflege,
3. um interessant zu wirken (für das Umfeld).

Erst als Schlußlicht taucht die Attraktion des anderen Geschlechts auf!
Somit liegt das Naturparfum eigentlich voll im Trend!

Ich denke, die komplexen Motive, die uns dazu bringen, ein Parfum zu verwenden, können nicht von ein paar Psychologen oder Marketingstrategen pauschal beantwortet werden.

Meine Vision wäre, daß parallel zur Eigenherstellung des Parfums ein Selbsterkenntnisprozeß beginnt, der uns sanft und behutsam an die Geheimnisse unseres eigenen Wesens heranführt, dann wäre das Parfum-Mischen der „Duftweg", so wie es den Teeweg oder den Weg der Blumensteckkunst gibt.

2.2 Das Riechen

Ein wichtiger Hintergrund für das Arbeiten mit Parfums, ist das Verständnis unseres Geruchssinns. Auf diesem Gebiet werden heute sehr entscheidende, vielleicht bahnbrechende neue Erkenntnisse gewonnen. Die bisher als einzig gesicherte, neurochemikalische Reaktion beim Riechvorgang läuft etwa folgendermaßen ab:

a) Duftmoleküle gelangen beim Einatmen (oder Ausatmen) über die Nase oder den Rachen an unseren Riechkolben. Die ca. 8 cm² große „Riechschleimhaut" in der mehr als 10 Millionen (!) sogenannter Riechzellen mit ihren Rezeptoren (Sinneshaare) liegen, können selbst in winzigen Konzentrationen in Sekundenbruchteilen wahrgenommen und unterschieden werden.

b) Wenn das Duftmolekül an den passenden Rezeptor „andockt", wird eine sehr komplexe Kettenreaktion ausgelöst. Für den exakten Ablauf sind unzählig viele Rezeptortypen notwendig. Davon wurden bis heute erst einige hundert identifiziert; große Genfamilien im Erbgut des Menschen scheinen dafür verantwortlich zu sein.

c) Als erstes wird die chemische Information (des Duftmoleküls) durch spezielle Botenstoffe ganz schnell verstärkt. So können auch Duftnoten in geringer Konzentration wahrgenommen werden. Desweiteren aktivieren die Botenstoffe bestimmte Ionenkanäle in der Zellmembran, wodurch der chemische Reiz in einen elektrischen Impuls umgesetzt wird.

d) Nun wird der Impuls vom Riechkolben aus in verschiedene Teile des Gehirns weitergeleitet:

- in der Riechrinde erkennen wir den Duft,
- im Thalamus wird der Duft bewußt gemacht,
- im limbischen System werden Gefühls- und Erinnerungsvorgänge ausgelöst,
- wo, was und wie wir im Großhirn riechen, ist noch Gebiet der Forschung.

Wir kennen heute ca. 50 sog. Neurotransmitter, davon sind erst etwa ein Fünftel genauer erforscht (z.b. Serotonin, Noradrenalin, Dopamin,...). Diese Neurochemikalien werden beim Riechvorgang im Gehirn produziert und beeinflussen unsere Stimmungen, die Gehirnaktivität (schlafen bzw. wachen) und unseren Antrieb. Serotonin wirkt beispielsweise antidepressiv, während Endorphine euphorische Zustände auslösen.

Unser Geruchssinn wirkt demnach sehr intensiv und unmittelbar auf unsere Gefühle und Motivationen.

Aber heute sind einige Forscher einem weiteren Sinnesorgan auf der Spur, welches über bestimmte Riechstoffe einen direkten Einfluß auf unser Unterbewußtsein hat.

2.3 Pheromone - die geruchlosen Erotikwirkstoffe

Dies ist wohl das derzeit spannendste Thema in bezug auf unsere Reaktionen auf Gerüche. Drei wesentliche Fragen bewegen und spalten hier die Welt der Wissenschaft:

a) Durch welches Organ werden sie vom Menschen wahrgenommen?
b) Was sind Humanpheromone?
c) Wie wirken sie?

Sehr viele Säugetiere haben laut Berichten des Arztes *C. J. Jacobsen* (aus dem Jahre 1811) das sogenannte „*Organum vomeronasale*" (OVN).

Dieses Wahrnehmungssystem soll vom olfaktorischen System (= Geruchssinn) getrennt, und auch in der menschlichen Nase vorhanden sein. Eine winzige Einbuchtung auf beiden Seiten der Nasenscheidewand mit potentiellen Rezeptorelementen wurde von einigen Wissenschaftlern mittlerweile entdeckt. Wenn dieses Organ beim Menschen wirklich funktionstüchtig ist, bedeutet dies eine Revolution für die Parfumindustrie und für die Bewertung des Riechsinns. Dies wäre ein „sechster Sinn" des Menschen, der laut Theorie direkte Signale über den *Vomeronasalnerv* und den *Nervus terminalis* direkt in den *Hypothalamus* sendet.

Einige Versuche sprechen dafür, daß dieser Sinn unterbewußt arbeitet und nur unsere Gefühlszentren anspricht (z.B. *Dr. Kirk Smith* u.a.). Viele Informationen zu diesem Thema werden derzeit leider geheimgehalten, da sie einen unschätzbaren Wert für die Parfumindustrie besitzen.

Wie wirken Pheromone und woraus bestehen sie?

Beim Tier nennt man einen Stoff **Pheromon**, wenn er in ihm signifikante „Release-Effekte" (kurzfristige Signalwirkungen z.B. durch Einnehmen der Kopulationshaltung) oder „Primer-Effekte" (längerfristige Reaktion auf z.B. Pubertät oder Fortpflanzungsverhalten) auslöst. Man konnte bei Säuen nachweisen, daß die Gerüche von **2 Steroiden** (= Hormonstoffe), **5-α-Androstenon**, ein Metabolit von **Testosteron**, und **5-α-Androstenol** sie dazu veranlaßte, die typische starre Paarungshaltung einzunehmen (Release-Effekt). Bei jungen Säuen stellte man auch eine Beschleunigung der Pubertät fest, wenn das Eber-Pheromon *3-α-Androstenol* in ihrem Umfeld riechbar war (Primer-Effekt).

Für den Menschen konnten bis jetzt nur interessante Reaktionen auf das *5-α-Androstenon* festgestellt werden. *Dr. Kirk Smith* und *Booth* stellten in einer Versuchsreihe mit beduften Wartezimmerstühlen in einer Zahnklinik fest, daß Frauen vorzugsweise dementsprechend beduftete Stühle bevorzugten. Da *Androstenon* auch im Achselschweiß (bei Männern) vorkommt - sein Geruch ist urinartig - nimmt man an, daß die Frauen auf einer unterbewußten Ebene aufgrund dieser „Männerduftassoziation" jene Stühle attraktiver fanden.

Androstenol, das zweite mögliche Pheromon, kommt auch im Achselschweiß vor, hat einen moschusartigen Duft und ist chemisch mit dem Moschus verwandt. In Untersuchungen wurde herausgefunden, daß *3-α-Androstenol* möglicherweise eine Auswirkung auf die Stimmung von Frauen während ihres Menstruationszyklus hat. Des weiteren gibt es Anhaltspunkte dafür, daß eingeatmete Achselgerüche von Frauen zu einer Übereinstimmung des Menstruationszyklus führen können. Man ist der Ansicht, daß die chemischen Analogstoffe für *Androstenon* und *Androstenol* - z.B. moschus- und urin- bzw. sandelholzartige Riechstoffe - ähnliche Effekte haben.

Einige interessante Forschungsergebnisse stehen hier noch aus.

Dem gegenüber hat der dritte wichtige Inhaltsstoff unseres Achselschweißes - *3-Methylhexensäure* (eine schweißartig, bis ungewaschen riechende Fettsäure) - keine Anhaltspunkte geliefert, pheromonähnliche Wirkungen zu entfalten.

Die vorhin genannten Ergebnisse geben uns einen kleinen Einblick, wie Pheromone auch im Menschen wirken können. Ein namhafter Wissenschaftler, der derzeit mit den ersten Pheromonparfums (er nennt diese Stoffe „*Vomeropherine*") experimentiert, erzählt, daß die Menschen in seiner Umgebung immer heiter wurden, wenn er mit Hautresten hantierte, bzw. an einem Gipsverband. Es wäre denkbar, daß es eines Tages Parfums gibt nach dem Prinzip: „Rieche nichts - aber fühle dich wohlig und attraktiv". Frauen (oder Männer) stehen dann bei einer bestimmten Person Schlange, um in seiner unwiderstehlichen, geruchslosen „Pheromonduftaura" sein zu können.

Dies erinnert uns an den Roman von *Patrick Süßkind*, in dem der Hauptdarsteller ein ähnliches Parfum (aus Frauenleichen) entwickelt. Kleiner Wermutstropfen dabei: Er wurde von seinen tollen Verehrern vor lauter Anziehungskraft verspeist... .

3. Naturparfums individuell gestalten
3.1 Was bietet das selbstgemachte Naturparfum?

a) Ich kann mir für die verschiedensten Situationen passende, wirksame Duftnoten mischen (z.B. Jahreszeitendüfte, Morgen- und Abenddüfte, das Parfum für das Büro, Theater, ...).

b) Ich kann mit bestimmten Düften auf meinen Charakter einwirken und somit Filter oder Verstärker für einige Eigenschaften mit einbauen (psycho-aromatherapeutischer Ansatz).

c) Ich kann das sinnliche Erleben der Düfte zu einer Duftkultur erheben (den „Duftweg").

d) Hier kann ich mich spielerisch, künstlerisch betätigen und meiner Neugier und Kreativität freien Lauf lassen. Da das Dufterleben stets individuell ist, braucht es mich gar nicht zu kümmern, ob der Duft anderen gefällt oder nicht; wenn ich ihn gut finde, paßt er auch zu mir. Punkt. Das Naturparfum wird sich nie so aufdringlich entfalten können, wie die modernen Industrieparfums, und es wird auch rascher „verduften"!

e) Meine Beziehung zur Welt erfolgt über meine fünf Sinne. Gerade der am stärksten auf unsere unterbewußten Gefühle und Motivationen wirkende Sinn - der Duftsinn - wird von uns fast gar nicht beachtet. Beim Essen sprechen und denken wir meist nur vom Schmecken. Dabei ist zu 90% des Wohlbefindens beim Essen unser Geruchssinn verantwortlich! Wir schmecken nur salzig, sauer, bitter, scharf und süß mit unseren Geschmacksnerven - der Rest ist Aroma (Duft). Wenn ich meine Achtsamkeit stärker auf das Dufterleben lenke - dazu ist Parfummischen ideal geeignet - eröffne ich meinem Bewußtsein ganz neue, schier unerschöpfliche Erlebniswelten. Ein faszinierendes Abenteuer für mich seit vielen Jahren!

3.2 Unterschiede zwischen einem Industrie- und Naturparfum

1. Ein modern komponiertes Parfum setzt sich aus 100-300 relativ einfachen, meist synthetischen Grundstoffen zusammen.
    Das Naturparfum bedient sich reiner, unverfälschter, pflanzlicher ätherischer Öle, von denen manche (z.B. **Rose** und **Jasmin**) alleine bereits über 300 verschiedene Inhaltsstoffe enthalten können.

2. Im Naturparfum werden tierische Duftnoten (z.B. **Ambra, Moschus, Castoreum, Zibet**), welche als sogenannte *Fixative* gelten, abgelehnt: (Heute gibt es auch geruchlose synth. Fixative)

    a) weil dabei das Tier gequält oder getötet werden muß,

    b) weil sie eine niedere, triebhafte Wirkung auf uns haben,

    c) da die meisten Tiernoten sehr teuer sind - 1kg *Moschus absolue* vom Moschushirsch kostet heute mindestens 750.000,--DM! - werden sie fast nur noch in synthetischen Komponenten verwendet. Ähnlich verhält es sich mit *Ambra* vom Pottwal.

Fixative haben die Aufgabe, die Haftung und die Ausstrahlung eines Parfums zu verstärken.

Für das Naturparfum steht uns nur ein einziges *pflanzliches Fixativ* zur Verfügung:

Moschus von einer Hibiskusart, das sogenannte **Ambrettekörneröl** (botanisch: *Abelmoschus moschatus*), welches auch langhaftende und exaltierende Eigenschaften besitzt. Exaltierend bedeutet: Die Ausstrahlung verstärkend. Ein Teil der verwendeten anderen Duftstoffe wird damit verstärkt, Unebenheiten der Mischung gemildert und der Gesamtausdruck des Parfums intensiviert.

3. Wichtige blumige Duftnoten - z.B. „Muguetnoten" (**Flieder, Veilchen, Maiglöckchen**) - lassen sich nur synthetisch herstellen und wir haben im Naturparfum keinen wirklichen Ersatz dafür.

    Veilchenduft, der zu teuer für die echte Herstellung ist, läßt sich unter Umständen durch eine Basismischung von Iris, Tuberose und Rose nachahmen. Auch Pfirsich oder Apfelblüte, sowie Lotusduft ist nicht echt erhältlich.

    Es gibt allerdings ein natürliches Veilchenöl: dies ist aber Veilchenblätteröl, welches krautig-grün riecht, aber nicht blumig-leicht!

4. Alle echten Duftstoffe sind um ein vielfaches teurer als die billigen Industrienachahmungen. Dadurch ist der erste Einkauf für die „Duftorgel" meist ein Schock. Aber wir werden sehen, daß am Ende ein selbstgemachtes Parfum nicht teurer ist, als ein exklusives Markenparfum.

5. Auf **künstliche Duftnoten** (z.B. Aldehyde, metallische oder synthetische, fruchtige Töne) wird im Naturparfum gänzlich verzichtet.

6. Wir müssen bei jedem Parfum darauf achten, daß wir nicht zu viel Volumen von möglicherweise reizenden Stoffen miteinbauen. (Siehe dazu Kapitel 4.1.6 „Risiken beim Mischen von Parfums", Seite 84)

7. Dem Parfumeur steht heute eine Duftorgel von über 2.000 handelsüblichen Riechstoffen zur Verfügung (meist arbeitet er mit 600 - 1.000); während uns beim Naturparfummischen „nur" ca. 150 - 300 mögliche Duftstoffe zur Verfügung stehen.

Manchem mögen diese Unterschiede als große Nachteile in der Arbeit erscheinen. Dem möchte ich entgegenhalten, daß sich der Mensch erst seit ca. 100 Jahren den Luxus der synthetischen Riechstoffe leistet und er in früheren Zeiten auch ganz gut ohne sie zurecht kam. Siehe Parfums von *Guerlain* aus dem vorigen Jahrhundert! Die bekannte „Nase" *Paul Jellinek* meinte dazu:

„Jeder Parfumeur weiß aus Erfahrung, daß die Geruchsstärke und Ausgiebigkeit der natürlichen Blütenöle von künstlichen Kompositionen gleicher Komplexe niemals auch nur annähernd erreicht wird."

Außerdem hat die Anzahl der Kosmetikunverträglichkeiten in den letzten Jahrzehnten ständig zugenommen, von den unterschiedlichen psychologischen und körperlichen Wirkungen ganz zu schweigen.

Das pikante an den „modernen Parfums" ist, daß sie die von den Parfumeuren so hochgepriesenen, erotischen Duftstoffe wie z.B. Moschus (vom Moschushirsch) und Amber (vom Pottwal) gar nicht mehr enthalten, weil sie zu teuer geworden sind. Beide Tierarten sind fast ausgerottet!

Da die synthetischen Surrogate, die man statt dessen einsetzt viel einfachere chemische Strukturen aufweisen, haben sie auch nicht annähernd die komplexe, erogene Wirkung ihrer Duftvettern. Aber es gibt noch ein weiteres, viel bedenklicheres Problem bei der Verwendung synthetischer Riechstoffe: Umweltforscher haben in letzter Zeit bei ihren Schadstoffanalysen in Süßwasserfischen, Krebsen und Algen immer wieder künstliche Moschusverbindungen gefunden. Synthetischer Moschus wird groteskerweise in großen Mengen in Waschmitteln, Weichspülern und Seifen verwendet (wo Erotisierung sicherlich nicht gewünscht ist!).

Selbst in Muttermilchproben, wobei hunderte von Frauen getestet wurden, fand man die bedenklichen Stoffe. Moschussubstanzen wie *Moschus-Xylol*, *Moschus-Keton* und *Moschus-Ambrette* sind zwar nicht akut toxisch, doch hat sich Moschus-Xylol bei Ratten als krebserregend erwiesen. Gefährlich ist an diesen Stoffen die nachweisbare Anreicherung in der Nahrungskette.

Durch eine Empfehlung des IKW (Industrieverband Körperpflege und Waschmittel) wird Moschus-Xylol zwar nicht mehr in Waschmitteln verwendet (in der Kosmetika sehr wohl noch!), aber es ist abzuwarten, ob hier der Teufel nicht mit dem Beelzebub ausgetrieben wurde.

Synthetischer Moschus, mit 3000 Tonnen Jahresweltproduktion, wird seit ca. 100 Jahren verwendet - die neuen Ersatzriechstoffe werden sich vielleicht erst in 10-20 Jahren als bedenklich herausstellen...

Denn parfumistische Inhaltsstoffe unterliegen nur der freiwilligen Selbstkontrolle der Herstellerfirmen. Meist gibt es lediglich Empfehlungen zur Anwendung und Dosierung.

Wir haben nun genügend Argumente erörtert, die für ein individuell hergestelltes Naturparfum sprechen, und so möchte ich hier nur noch als Motivationshilfe hinzufügen:

Ich mische seit vielen Jahren für mich selbst und viele Bekannte und Freunde Parfums nur aus natürlichen pflanzlichen Stoffen. Dabei sind mir viele, sehr interessante Endnoten geglückt.

Es ist an der Zeit, daß wir uns dem praktischen Teil widmen - der Auswahl der Rohstoffe für unser Parfum.

4. Die Grundstoffe zum Mischen
4.1 Ätherische Öle, Essenzen, Absolues

Am Anfang dieses Kapitels sollte näher erläutert werden, was unter rein pflanzlichen unverfälschten ätherischen Ölen, Essenzen und Absolues zu verstehen ist, da sie unsere wichtigsten Rohstoffe im weiteren sein werden.

4.1.1 Qualität der Duftstoffe

Für den Endverbraucher ist die Wahl erlesener ätherischer Öle letztendlich eine Vertrauensfrage. Trotzdem gibt es einige Kriterien, die der kritische Kunde beachten sollte:

a)   ein teures ätherisches Öl muß nicht unbedingt echt sein (siehe moderne Parfums!),

b)   die Betreuer im Geschäft Ihrer Wahl sollten wesentliche Grundkenntnisse von ätherischen Ölen besitzen,

c)   das Etikett bietet eine gute Möglichkeit Qualität durch transparente Deklaration zu erkennen:

Am Etikett sollte zu finden sein:

-   Name der Stammpflanze
-   botanische Bezeichnung zur genauen Zuordnung
-   Pflanzenteil der verwendet wurde (z.b. Schale, Blüte, Zweige,...)
-   Gewinnungsverfahren (Schalenpressung, Destillation, Absolue = Auszug mit Lösungsmitteln)
-   Anbauqualität (kontolliert biologischer Anbau, Wildsammlung, konventioneller Anbau)
-   Ursprungsland (um traditionelle Anbaugebiete zu erkennen)
-   Chargennummer (zur Identifikation der Lieferung)
-   die Lieferfirma sollte jährlich auf diese Qualitätsaussagen kontrolliert werden (z.b. Bundesverband Naturkost Naturwaren für Hersteller, Bio-Kontrollverbände,...) um Scheinaussagen zu vermeiden.

Leider sind die meisten Firmen nicht bereit, diesen hohen Aufwand zu betreiben und so werden heute gerne die Qualitätsunterschiede unsachgemäß bagatellisiert oder verschleiert.

Für den Anwender und unsere Umwelt sind aber genau diese Kriterien sehr wichtig!

d)   es empfiehlt sich auch das Informationsmaterial, sowie die Preislisten auf die o.g. Aussagen hin zu prüfen (bis auf die Chargennummer).

e) allgemein ist noch zu bedenken, daß es in den letzten Jahren zu einem richtigen „Boom" auf dem Duftölmarkt gekommen ist. Hunderte von sogenannten Großhändlern tummeln sich heute in allen Arten von Geschäften. Viele beziehen ihre Ware direkt von der Industrie (synthetisch) oder vom „Obergroßhandel" in Italien, Frankreich,... Diese Öle sind häufig gestreckt, chemisch „aufgebessert" oder „gepoolt" (verschiedene Chargen werden zusammengemischt um ein gleichriechendes Endprodukt zu erhalten).
In vielen Fällen sind diese ätherischen Öle von sehr zweifelhafter Qualität und der Kunde kauft zu stark überteuerten Preisen ein billiges Industrieprodukt. So sollten auch gaschromatographische Untersuchungen direkt von den deutschen Großhändlern durchgeführt werden. Auch dies ist leider eher Ausnahme als Regel.

f) <u>Ein weiterer wichtiger Aspekt bei echten ätherischen Ölen ist:</u>
Viele edle Düfte (z.B. Geranie, Sandelholz, Jasmin, Lemongrass,...) kommen aus sehr armen Regionen dieser Welt. Mit dem Hinwenden zu reinen ätherischen Ölen aus kontrolliertem Anbau kann diesen Ländern sowohl wirtschaftlich als auch ökologisch geholfen werden. Synthetische Produkte und alle giftigen Spritzmittel werden von den Industrieländern produziert und belasten unsere Umwelt erheblich.
Wenn wir diese Kriterien bei unserer Auswahl von Düften nicht mit einbeziehen, bleiben wir auf dem Weg zum Naturparfum auf halbem Wege in einer Sackgasse stecken.

4.1.2 Herstellung der Duftstoffe

<u>Grundsätzliches über ätherische Öle:</u>

Je nach Pflanzenart befinden sich ätherische Öle in eigenen Kammern in der Schale (z.B. **Zitrone**), im Blatt (z.B. **Minze**), in der Blüte (z.B. **Rose**) oder tief im Holzinnern (z.B. **Zeder**). Während die Schalen nur gepreßt werden, um an das ätherische Öl zu gelangen, wird bei Blüten,

Blättern und Hölzern meistens die sogenannte Wasserdampfdestillation verwendet. Es gab früher noch eine recht seltene, aufwendige Methode des Auszuges, die man „Schweinefettmazeration" (Enfleurage) nannte. Sie wurde z.b. bei **Jasmin** angewendet. Da dieses Verfahren heute nicht mehr üblich ist, wird Jasmin - wie viele andere Pflanzen auch - durch chemische Lösungsmittel (z.B. Hexan) ausgezogen.

Bestandteile dieser Extraktionsmittel sind giftig, deshalb ist dabei eine Rückstandskontrolle wichtig. Korrekterweise muß hier festgehalten werden, daß es für die verschiedenen Auszüge auch verschiedene Namen gibt. So heißen nicht alle Duftstoffe - wie allgemein üblich - ätherische Öle; sondern man nennt:

1) destillierte Pflanzenauszüge: ätherische Öle
2) Kaltpressungsöle (Zitrusöle): Essenzen
3) chemische Auszüge: Absolues

Im folgenden werden wir diese Unterschiede etwas genauer betrachten. Duftende Riechstoffe werden also aus verschieden Pflanzenteilen gewonnen: z.B. aus der Blüte, der Rinde, dem Blatt, der Fruchtschale (nur Zitrusfrüchte), der Wurzel, dem ganzen Kraut, aus dem Harz (z.B. **Tolu**), dem Holz, Samen,...

a) Am häufigsten wird das ätherische Öl durch Destillation der Pflanzenteile gewonnen. Die Destillationszeit muß je nach Pflanze artgerecht gestaltet werden.

b) Bei **Zitrusfrüchten** wird das ätherische Öl fast immer durch Kaltpressung der Schale ausgezogen - „Expression". Hier ist es sehr von Vorteil, nur Essenzen aus kontrolliertem, biologischen Anbau zu verwenden, da Zitrusfrüchte normalerweise sehr stark gespritzt werden.

In einigen Fällen werden auch Zitrusdüfte destilliert - z.B. **Limette** - dadurch soll die photosensibilisierende Wirkung der Limette verhindert werden. Der Duft ist aber nicht so frisch.

c)   Das sogenannte Absolue ist ein Auszug durch Lösungsmittel wie Alkohol (z.B. **Vanille, Tonka, Benzoe, Eichenmoos**, ...) oder Hexan (z.B. **Jasmin, Mairose, Narzisse, Mimose, Tuberose**,...).

d)   Der Auszug durch Schweinefett (Enfleurage oder Mazeration) ist heute nicht mehr gebräuchlich und wird nur noch in Museen gezeigt (z.B. bei *Fragonard* in Grasse).

e)   Der Auszug mit Kohlendioxid im Vakuum wäre von der Qualität her sehr interessant, da hier mit niedrigeren Temperaturen als bei der Destillation gearbeitet wird. Leider sind die Apparaturen dafür extrem teuer und auch die Herstellung sehr aufwendig und die Düfte dementsprechend fast unbezahlbar. Erst ein erfahrener Pflanzenkenner kann die für die Qualität des Duftes optimalen Umstände bei der Herstellung eines ätherischen Öles schaffen! So gibt es auch bei natürlichen, aus Pflanzen gewonnenen Duftstoffen sehr viele unterschiedliche Qualitäten.

Wir haben bis hierher die Beschaffenheit der Rohstoffe näher betrachtet und wenden uns jetzt der Auswahl von Duftstoffen zu.

4.1.3 Die Duftorgel

Das Herstellen von Parfums aus ätherischen Ölen ist eine Kunst. **Wenn wir Duftmischungen kreieren, sind wir wie Komponisten, die eine duftende Symphonie aus den verschiedensten Dufttönen zusammenfügen.**

Das Instrument für unsere „Sphärenklänge" ist die „Duftorgel". Darunter verstehen wir die Auswahl aller uns zur Verfügung stehenden Düfte. Meistens sind sie nach bestimmten Gesichtspunkten geordnet, um schneller die passende Tonart zu finden.

Im Kapitel 4.1.5 sind die parfumistisch wichtigsten, echten ätherischen Öle kurz nach ihrer Duftqualität beschrieben und dem einfachen Prinzip Kopfnote - Herznote - Basisnote zugeordnet.

Die Beschreibung der Düfte ist nie der Duft selbst! Es empfiehlt sich auf jeden Fall ein gut sortiertes Fachgeschäft mit Dufttestern aufzusuchen, um dort die passenden Duftnoten für sich „auszuschnuppern". Um sinnvolle Mischungen durchführen zu können benötigt man einige ätherische Öle aus jeder der 3 Grundnoten (Kopf-Herz-Basis). Bevor Sie sich die Duftstoffe besorgen, ist es ratsam die Risiken der einzelnen ätherischen Öle auf den nächsten Seiten zu studieren und sich zu vergewissern, daß Sie nicht nur reizende oder sensibilisierende Öle für sich auswählen. Unter Umständen ist es sinnvoll einen **Armbeugetest** mit den ätherischen Ölen Ihrer Wahl durchzuführen:

Man nimmt einen halben Teelöffel fettes Öl, löst einen Pipettentropfen ätherisches Öl darin auf und verreibt das Gemisch in der Armbeuge. Treten hier innerhalb der nächsten 2 Stunden keine Reizungen, Rötungen oder Bläschen auf, kann dieses Öl unbedenklich in den üblichen Parfumdosierungen verwendet werden. Dies gilt nicht für UV-Sensibilisierung!

(Siehe auch „Risiken beim Mischen von Parfums", Kap. 4.1.6, S. 84)

4.1.4 Einteilung der Duftstoffe

Die Alchemie, wie auch die traditionelle Naturheilkunde, hat bei ihrer Zuordnung der Duftstoffe zum Körper-, Seele-, Geistprinzip viel mehr Aspekte (z.B. psychologische Wirkung und Signaturenlehre) mit einbezogen, als die Parfumindustrie. Moderne Parfumeure nennen das **Körperprinzip** Basisnote oder Fond, das **Seelenprinzip** Herznote, Coeur oder Bouquet und das **Geistprinzip** Kopfnote, Initialaroma oder Angeruch. Als Richtmaß zur Einteilung wird beim Parfumeur die Verdampfungs- bzw. Evaporisationsgeschwindigkeit genommen.

Kopfnoten entfalten sich am stärksten in den ersten 20-30 Minuten. Herznoten entfalten sich nach ca. 1-4 Stunden am intensivsten und Basisnoten entfalten sich relativ spät - nach einigen Stunden - und duften ca. 6-48 Stunden lang.

**Die hier im folgenden angegebenen Duftnoten sind aus rein parfum-
technischer Sicht bewertet und entsprechen nicht immer den natur-
heilkundlichen Zuordnungen (wie bsw. im „Duftführer").**

Bei jedem Duft sind die wichtigsten psychologischen Wirkungen angegeben, der botanische Name, die Elemente und die möglichen Risiken; gegebenenfalls Dosiermengen. Für körperliche Wirkungen ist das
Naturparfum nicht in erster Linie sinnvoll wirksam, da hier Heilkräuter
wie Thymian, Minze, Eukalyptus nicht in effektiven Konzentrationen
mitverwendet werden, sondern meist nur zum Nuancieren. Für aroma-
therapeutische, körperliche Wirkungen ist es empfehlenswert, Rezepte
und Wirkungen beispielsweise im „Duftführer" nachzulesen (siehe
Quellverzeichnis).

Die Düfte sind hier nach den 3 Duftnoten **Kopf-Herz-Basis** geordnet.
In den einzelnen Noten sind sie dann alphabetisch aufgelistet!

4.1.5 Eigenschaften der wichtigsten Duftstoffe

Dieses Kapitel soll uns helfen aus der Vielzahl der möglichen Duftstoffe diejenigen herauszufinden, die unseren Wünschen am besten
entsprechen.

Hier nun eine kleine Übersicht, was bei den einzelnen Düften beschrieben wird:

1. **Name des Duftstoffes** (und botanischer Name in Klammer, um
   den Duft beim Einkauf besser zuordnen zu können) **und der Pflanzenfamilie.**

2. **Dufteigenschaften:** eine Kurzbeschreibung, welche Haupttöne der
   Duft entwickelt, gegebenenfalls ist auch die Tendenz zu einer weiteren Duftnote gegeben.

3. **Psychische Wirkungen:** diese Wirkungen sind meist aus der empirischen Erfahrung der Aromatherapie und nur in Einzelfällen von
   der Wissenschaft schon bestätigt.

Wichtig ist: die Wirkung eines Einzelduftes kann durch andere Düfte geschwächt oder verstärkt werden - und am intensivsten wird beim Parfum der Gesamteindruck wirken, den ich vor der Kreation natürlich noch nicht kennen kann!

4. **Herstellungsverfahren des Duftes:**
    Hier sind die derzeit besten Herstellungsverfahren angegeben. Destillation bedeutet immer Wasserdampfdestillation.

5. **Dosierhöchstmenge**, die im Gesamtvolumen des Parfums nicht überschritten werden sollte (siehe auch Kapitel 4.1.6 und 4.1.7) .

6. **Chemische Hauptbestandteile des Duftstoffes:**
    Es gibt in jedem Öl bis zu 300 verschiedene Bestandteile. Hier wurden einige mit hohem Anteil und einige für den besonderen Duft verantwortliche chemische Bestandteile angeführt (siehe dazu auch „Chemische Inhaltsstoffe von Duftstoffen", Kapitel 9.5).

7. **Elemente** (zum besseren Verständnis siehe bitte Kapitel 5.3)
    Die individuelle Wahrnehmung und Bewertung eines Duftes ist sehr unterschiedlich. Sie ist nicht nur von unseren damit verknüpften Assoziationen abhängig und den neurochemischen Reaktionen die beim Riechen ausgelöst werden, sondern auch von der Intensität in der wir den Duft wahrnehmen. Dies hängt wiederum von unserem Riechvermögen ab (ob wir eine feine oder schwächere Nase haben) und der Konzentration in der wir einen Duft vorgesetzt bekommen.
    So kann das Schnuppern (am Riechstreifen) direkt an dem reinen ätherischen Öl oftmals eher enttäuschend sein, während eine Verdünnung 1:10 in Weingeist uns plötzlich die edle Vielfalt eines Duftes ganz anders offenbart. Ein anderer Weg ist durch einfaches ausprobieren: wir mischen kleine Mengen der eigenartig riechenden, aber interessant erscheinenden Düfte mit in unsere Parfums und sehen wie es auf uns wirkt.

4.1.5.1 KOPFNOTEN

ANISSAMEN *(Pimpinella anisum)*

Pflanzenfamilie:	Umbelliferae
Dufteigenschaften:	kräftiger, krautiger-süßer Duft, Tendenz zur Herznote
Psychologische Wirkung:	harmonisierend, positivierend
Herstellung:	durch Wasserdampfdestillation aus den zerkleinerten Samen
Chemische Hauptbestandteile:	Estragol, Anisaldehyd, Trans-Anethol
Dosierungshöchstmenge:	unter 1%
Elemente:	Feuer/Wasser

BASILIKUM *(Ocimum basilicum)*

Pflanzenfamilie:	Labiatae
Dufteigenschaften:	starker süß-würziger Duft, erinnert etwas an Anis
Psychologische Wirkung:	wirkt antidepressiv und nervenstärkend, positivierend, stimulierend
Herstellung:	durch Wasserdampfdestillation aus dem blühenden Kraut
Chemische Hauptbestandteile:	Linalool, Germacren-D, Methylchavicaol
Dosierungshöchstmenge:	unter 1%
Elemente:	Feuer/Erde

BAY *(Pimenta racemosa)*

Pflanzenfamilie:	Myrtaceae
Dufteigenschaften:	starker, süß-würziger Duft, der an Nelkenöl erinnert
Psychologische Wirkung:	nervenstärkend, ausgleichend und zugleich stimulierend
Herstellung:	durch Wasserdampfdestillation der Blätter
Chemische Hauptbestandteile:	Eugenol, Mycren, β-Caryophyllen
Dosierungshöchstmenge:	10%
Elemente:	Erde/Feuer

BERGAMOTTE *(Citrus bergamia)*

Pflanzenfamilie:	Rutaceae
Dufteigenschaften:	frischer, herb-aromatischer Duft, lebendig, zitrusartig
Psychologische Wirkung:	aufmunternd, harmonisierend, stimmt uns heiter, antidepressiv
Herstellung:	durch Expression aus den Fruchtschalen
Chemische Hauptbestandteile:	Limonen, Linalylacetat, α-Pinen
Dosierungshöchstmenge:	4%
Elemente:	Luft/Feuer

CAJEPUT *(Melaleuca leucadendra)*

Pflanzenfamilie:	Myrtaceae
Dufteigenschaften:	krautig-milder, eucalyptusartiger Duft
Psychologische Wirkung:	festigend, hilft uns, unseren Lebensfaden wiederzufinden, anregend, konzentrationsfördernd
Herstellung:	durch Wasserdampfdestillation der Blätter
Chemische Hauptbestandteile:	1,8-Cineol, α-Terpineol, Limonen
Dosierungshöchstmenge:	4%
Elemente:	Luft/Feuer

CITRONELLA *(Cymbopogon nardus)*

Pflanzenfamilie:	Poaceae
Dufteigenschaften:	herber, grasartiger Duft, erinnert leicht an Rose
Psychologische Wirkung:	aktivierend, gibt uns neuen Lebensmut, konzentrations- und kreativitätsfördernd
Herstellung:	durch Wasserdampfdestillation aus dem Gras
Chemische Hauptbestandteile:	Citronellal (ca. 80%), Geraniol, Citonellol
Dosierungshöchstmenge:	8%
Elemente:	Luft/Wasser

CLEMENTINE *(Citrus deliciosa)*

Pflanzenfamilie:	Rutaceae
Dufteigenschaften:	fruchtig-frisch, süßlich
Psychologische Wirkung:	harmonisierend, macht heiter und beschwingt, läßt uns die Leichtigkeit des Lebens ein wenig fühlen, erfrischend
Herstellung:	durch Expression der Fruchtschalen
Chemische Hauptbestandteile:	Limonen, δ-Terpinen, m-Methylanthranylsäuremethylester
Dosierungshöchstmenge:	5%
Elemente:	Luft/Feuer

DILL *(Anethum graveolens)*

Pflanzenfamilie:	Umbelliferae
Dufteigenschaften:	würzig-süß, erinnert in seiner Frische etwas an Minze
Psychologische Wirkung:	positivierend, nervenberuhigend, harmonisierend und stabilisierend
Herstellung:	durch Wasserdampfdestillation aus dem Kraut und Samen
Chemische Hauptbestandteile:	Carvon, Limonen, α-Phellandren
Dosierungshöchstmenge:	4%
Elemente:	Luft/Feuer

EISENKRAUT *(Lippia citriodora)*

Pflanzenfamilie:	Verbenaceae
Dufteigenschaften:	zitronenartig-frischer Duft, fein und klar, leicht krautig
Psychologische Wirkung:	hilft uns, vergangenes „loszulassen", stimulierend, positivierend, konzentrations- und motivationsfördernd
Herstellung:	durch Wasserdampfdestillation aus dem Kraut
Chemische Hauptbestandteile:	Geranial, Neral, Limonen, β-Caryophyllen, α-Farnesen
Dosierungshöchstmenge:	unter 1%
Elemente:	Luft/Wasser

ESTRAGON *(Artemisia dracunculus)*

Pflanzenfamilie:	Asteraceae
Dufteigenschaften:	anisartig, kräftig-würziger Duft, erinnert an Küchenkräuter
Psychologische Wirkung:	nervenstärkend, harmonisierend, aufbauend
Herstellung:	durch Wasserdampfdestillation aus dem Kraut
Chemische Hauptbestandteile:	Estragol, Methylchavicol (60-75%)
Dosierungshöchstmenge:	4%
Elemente:	Erde/Feuer

EUKALYPTUS *(Eucalyptus globulus)*

Pflanzenfamilie:	Myrtaceae
Dufteigenschaften:	stechend scharf, leicht kampherartig, erinnert an Erkältungssalben, sehr schnell verdampfend
Psychologische Wirkung:	erinnert daran, daß wir Teil der Ganzheit des Lebens sind, stimulierend, konzentrationsfördernd
Herstellung:	durch Wasserdampfdestillation aus Blättern und Zweigen
Chemische Hauptbestandteile:	1,8-Cineol (bis zu 90%), Limonen, α-Pinen
Dosierungshöchstmenge:	8%
Elemente:	Luft/Feuer

EUKALYPTUS CITRIODORA *(= lat. Bezeichnung)*

Pflanzenfamilie:	Myrtaceae
Dufteigenschaften:	milder als der Eucalyptus globulus, zitrusähnlich, ganz leicht blumig
Psychologische Wirkung:	läßt uns Teil vom Ganzen sein, anregend
Herstellung:	wie Eucalyptus globulus
Chemische Hauptbestandteile:	Citronellal (40-80%), Isopulegol, Geraniol (15-20%)
Dosierungshöchstmenge:	10%
Elemente:	Luft/Feuer

GALBANUM *(Ferula gummosa)*

Pflanzenfamilie:	Umbelliferae
Dufteigenschaften:	Tendenz zur Herznote, würziger, waldähnlicher Duft, erinnert an erdige Kartoffeln
Psychologische Wirkung:	beruhigend, entspannt unsere Seele
Herstellung:	durch Wasserdampfdestillation aus dem Harz
Chemische Hauptbestandteile:	α-Pinen, β-Pinen, Myrcen
Dosierungshöchstmenge:	4%
Elemente:	Erde/Feuer

GRAPEFRUIT *(Citrus paradisi)*

Pflanzenfamilie:	Rutaceae
Dufteigenschaften:	frisch, kühl und fruchtig, süßlich-bitterer Duft
Psychologische Wirkung:	leicht antidepressiv, macht uns heiter und optimistisch, erfrischend, stark stimulierend und konzentrationsfördernd
Herstellung:	durch Expression der Fruchtschalen
Chemische Hauptbestandteile:	Limonen, α-Pinen, Citral, Valencen, Linalooloxide, Nootkaton (Spuren)
Dosierungshöchstmenge:	10%
Elemente:	Luft/Luft

KAMPHER *(Cinnamomum camphora)*

Pflanzenfamilie:	Lauraceae
Dufteigenschaften:	eigenwilliger, medizinischer Duft, frisch, stechend, eukalyptusähnlich
Psychologische Wirkung:	anregend, stabilisierend, stärkend
Herstellung:	durch Wasserdampfdestillation aus Blättern und Holz
Chemische Hauptbestandteile:	1,8-Cineol, Sabinen, Kampher
Dosierungshöchstmenge:	unter 1%
Elemente:	Feuer/Luft

LEMONGRASS *(Cymbopogon citratus)*

Pflanzenfamilie:	Poaceae
Dufteigenschaften:	sehr frisch und kühl, etwas pfeffrig, erinnert an Zitrone
Psychologische Wirkung:	aufmunternd, anregend, konzentrationsfördernd, erfrischend
Herstellung:	durch Wasserdampfdestillation aus dem Gras
Chemische Hauptbestandteile:	Geranial (ca. 40%), Limonen (ca. 8%) Neral (ca. 25%)
Dosierungshöchstmenge:	4%
Elemente:	Luft/Feuer

LIMETTE (*Citrus aurantifolia*)

Pflanzenfamilie:	Rutaceae
Dufteigenschaften:	spritzig-fruchtiger Duft, leicht herb mit einer Spur Süße
Psychologische Wirkung:	ein Duft der erfrischt und erheitert, leicht erotisierend, konzentrationsfördernd
Herstellung:	durch Expression der Fruchtschalen
Chemische Hauptbestandteile:	Limonen, β-Pinen, γ-Terpinen
Dosierungshöchstmenge:	bei Pressung: 3,5% Destillation: 15%
Elemente:	Luft/Erde

LITSEA CUBEBA (*= lat. Bezeichnung*)

Pflanzenfamilie:	Lauraceae
Dufteigenschaften:	süß-fruchtig, ganz leicht blumig, zitrusähnlich
Psychologische Wirkung:	anregend und erfrischend, konzentrationsfördernd
Herstellung:	durch Wasserdampfdestillation aus den reifen Früchten des Litsea-Baumes, der seine Heimat in China und Indochina hat
Chemische Hauptbestandteile:	Citral (ca. 75%), Limonen (9%), Myrcen (3%), Linalool, Linalylacetat
Dosierungshöchstmenge:	8%
Elemente:	Luft/Feuer

MANDARINE ROT *(Citrus reticulata)*

Pflanzenfamilie:	Rutaceae
Dufteigenschaften:	leicht blumig-süß, abgerundet, frisch zitrusartig
Psychologische Wirkung:	harmonisierend, erheiternd, macht uns beschwingt und läßt uns den Alltag "leichter" erleben, erfrischend und zugleich aufbauend
Herstellung:	durch Expression der Fruchtschalen
Chemische Hauptbestandteile:	Limonen, γ-Terpinen, α-Pinen, N-Methylan-Tranylsäuremethylester
Dosierungshöchstmenge:	5%
Elemente:	Luft/Feuer

MANDARINE GRÜN *(Citrus reticulata)*

Pflanzenfamilie:	Rutaceae
Dufteigenschaften:	blumig-süß, frisch zitrusartig, ganz feine Grünnote
Psychologische Wirkung:	siehe Mandarine rot
Herstellung:	durch Expression der Fruchtschalen
Chemische Hauptbestandteile:	Limonen, γ-Terpinen, α-Pinen
Dosierungshöchstmenge:	5%
Elemente:	Luft/Feuer

ORANGE *(Citrus sinensis)*

Pflanzenfamilie:	Rutaceae
Dufteigenschaften:	fruchtig-frisch, harmonisch und lebendig
Psychologische Wirkung:	erheitert und erwärmt unser Herz, nimmt uns unsere Lebensangst, harmonisierend, positivierend, aufbauend
Herstellung:	durch Expression aus den Fruchtschalen
Chemische Hauptbestandteile:	Limonen (88%-97%), Linalylacetat, Citronellal, Valencen
Dosierungshöchstmenge:	10%
Elemente:	Luft/Feuer

PFEFFERMINZE *(Mentha piperita)*

Pflanzenfamilie:	Labiatae
Dufteigenschaften:	minzig-frisch, scharf und kühl, sehr duftintensiv
Psychologische Wirkung:	vitalitätsfördernd, stärkt und kühlt zugleich unsere Gedanken und Gefühle, stimulierend, konzentrationsfördernd
Herstellung:	durch Wasserdampfdestillation aus den Blättern
Chemische Hauptbestandteile:	Menthol (ca. 40%), Pulegon, Menthon (20-30%)
Dosierungshöchstmenge:	8%
Elemente:	Luft/Feuer

ROSMARIN *(Rosmarinus officinalis)*

Pflanzenfamilie: Labiatae

Dufteigenschaften: würzig-kräftiger, leicht waldartiger Duft, erinnert an Lavendel und etwas Kampher

Psychologische Wirkung: konzentrationsfördernd, stimulierend, willensstärkend, gedächtnisstärkend

Herstellung: durch Wasserdampfdestillation aus dem Kraut

Chemische Hauptbestandteile: 1,8-Cineol, β-Phellandren, α-Pinen

Dosierungshöchstmenge: 3%

Elemente: Feuer/Erde

SALBEI *(Salvia officinalis)*

Pflanzenfamilie: Labiatae

Dufteigenschaften: Tendenz zur Herznote, krautiger, frisch-würziger Duft

Psychologische Wirkung: harmonisierend, kräftigend, reinigt die Seele und läßt uns „klarer sehen"

Herstellung: durch Wasserdampfdestillation aus dem Kraut

Chemische Hauptbestandteile: α-Thujon (bis 50%), Kampher, 1,8-Cineol

Dosierungshöchstmenge: 1%

Elemente: Wasser/Feuer

SPEARMINT *(Mentha spicata)*

Pflanzenfamilie:	Labiatae
Dufteigenschaften:	frisch, scharf und kühl, krautig
Psychologische Wirkung:	vitalitätsfördernd, klärend, konzentrationsfördernd, stimulierend, erfrischend
Herstellung:	durch Wasserdampfdestillation der Blätter
Chemische Hauptbestandteile:	Carvon, Limonen, 1,8-Cineol
Dosierungshöchstmenge:	4%
Elemente:	Luft/Feuer

WACHOLDER *(Juniperus communis)*

Pflanzenfamilie:	Cupressaceae
Dufteigenschaften:	Tendenz zur Herznote, kräftig, aromatisch, krautiger Duft, der leicht an Fichtennadeln erinnert
Psychologische Wirkung:	harmonisierend, gleicht Ängste und Unsicherheiten aus, anregend, reinigend, klärend
Herstellung:	durch Wasserdampfdestillation aus Zweigen und Früchten
Chemische Hauptbestandteile:	α-Pinen, Sabinen, Limonen
Dosierungshöchstmenge:	8%
Elemente:	Feuer/Erde

WACHOLDERBEERE *(Juniperus communis)*

Pflanzenfamilie:	Cupressaceae
Dufteigenschaften:	Tendenz zur Herznote, kräftig, aromatisch, krautig
Psychologische Wirkung:	siehe Wacholder
Herstellung:	durch Wasserdampfdestillation der Frucht
Chemische Hauptbestandteile:	α-Pinen, Myrcen, Terpineol-4
Dosierungshöchstmenge:	8%
Elemente:	Feuer/Erde

WIESENKÖNIGIN *(Filipendula ulmaria)*

Pflanzenfamilie:	Rosaceae
Dufteigenschaften:	Tendenz zur Herznote, frisch, etwas heuartig, leicht grün
Psychologische Wirkung:	stimulierend und harmonisierend
Herstellung:	durch Wasserdampfdestillation aus dem Kraut zusammen mit Rosmarin
Chemische Hauptbestandteile:	1,8-Cineol, α-Pinen, Kampher
Dosierungshöchstmenge:	8%
Elemente:	Feuer/Erde

YSOP *(Hyssopus officinalis)*

Pflanzenfamilie:	Labiatae
Dufteigenschaften:	Tendenz zur Herznote, süß-würzig, leicht herb, kampherartig
Psychologische Wirkung:	erfrischend, erfreuend, aktivierend, reinigend
Herstellung:	durch Wasserdampfdestillation aus dem Kraut
Chemische Hauptbestandteile:	Pinocamphene, β-Pinen
Dosierungshöchstmenge:	1%
Elemente:	Feuer/Luft

ZITRONE *(Citrus limon)*

Pflanzenfamilie:	Rutaceae
Dufteigenschaften:	frisch, fruchtig, kühl
Psychologische Wirkung:	aktivierend und stark konzentrationsfördernd, erheiternd und klärend
Herstellung:	durch Expression der Fruchtschalen
Chemische Hauptbestandteile:	Limonen (60-80%), β-Pinen, Terpineolen, α-Bergamoten, Citral, Geranylacetat
Dosierungshöchstmenge:	10%
Elemente:	Luft/Luft

ZITRONENTHYMIAN *(Thymus vulgaris a linalool)*

Pflanzenfamilie: Labiatae

Dufteigenschaften: Tendenz zur Herznote, frischer und weicher Kräuterduft

Psychologische Wirkung: aufbauend, anregend und harmonisierend zugleich, antidepressiv

Herstellung: durch Wasserdampfdestillation aus dem Kraut

Chemische Hauptbestandteile: Linalool, Linalylacetat, Terpinoel-4

Dosierungshöchstmenge: 8%

Elemente: Luft/Feuer

4.1.5.2 HERZNOTEN

- das Gesamtvolumen an Herznoten sollte 10% nicht übersteigen -

ANGELIKAWURZEL *(Angelica archangelica)*

Pflanzenfamilie:	Labiatae
Dufteigenschaften:	Tendenz zur Basisnote, erdig und pfefferartig, leicht herb
Psychologische Wirkung:	vitalitätsfördernd, aufbauend, stabilisierend
Herstellung:	durch Destillation aus der Wurzel
Chemische Hauptbestandteile:	α-Pinen, 1,8-Cineol, Limonen
Dosierungshöchstmenge:	unter 1%
Elemente:	Erde/Feuer

BERGBOHNENKRAUT *(Satureja montana)*

Pflanzenfamilie:	Labiatae
Dufteigenschaften:	Tendenz zur Kopfnote, frischer, kräuterartiger Duft
Psychologische Wirkung:	aktivierend, harmonisierend, stimuliert die Gehirnaktivität, positivierend
Herstellung:	durch Destillation aus dem Kraut
Chemische Hauptbestandteile:	Carvacrol, Paracymen, α-Terpinen
Dosierungshöchstmenge:	unter 1%
Elemente:	Feuer/Erde

CARDAMOM *(Elettaria cardamomum)*

Pflanzenfamilie: Zingiberaceae

Dufteigenschaften: Tendenz zur Kopfnote, würzig, süßlich-aromatisch, leicht scharf

Psychologische Wirkung: anregend, ausgleichend, erogen, gibt Sicherheit und Wärme

Herstellung: durch Wasserdampfdestillation aus den Samen

Chemische Hauptbestandteile: 1,8-Cineol, Terpenylacetat (über 50%), Linalool

Dosierungshöchstmenge: 4%

Elemente: Erde/Feuer

CASSIA (chinesischer Zimt) *(Cinnamomum aromaticum)*

Pflanzenfamilie: Lauraceae

Dufteigenschaften: Tendenz zur Kopfnote, zart zimtig, warmer und süß-scharfer Duft

Psychologische Wirkung: entspannend, erwärmend, vermittelt Geborgenheit für Körper und Seele, aphrodisierend

Herstellung: durch Wasserdampfdestillation aus Blättern und Zweigen

Chemische Hauptbestandteile: Zimtaldehyd, Benzaldehyd, Isoeugenol

Dosierungshöchstmenge: unter 1%

Elemente: Feuer/Erde

DOUGLASFICHTE *(Pseudotsuga menziesii)*

Pflanzenfamilie:	Pinaceae
Dufteigenschaften:	Tendenz zur Kopfnote, frisch, waldig, leichte Zitrusnuance
Psychologische Wirkung:	stärkend, klärend, aufbauend, erfrischend, ausgleichend
Herstellung:	durch Wasserdampfdestillation aus den Zweigen
Chemische Hauptbestandteile:	$\alpha + \beta$-Pinen, Sabinen, Limonen
Dosierungshöchstmenge:	4%
Elemente:	Erde/Luft

FENCHEL SÜSS *(Foeniculum vulgare dulce)*

Pflanzenfamilie:	Apiaceae
Dufteigenschaften:	Tendenz zur Kopfnote, süßlicher Duft, erinnert an Anis
Psychologische Wirkung:	stabilisierend, beruhigend
Herstellung:	durch Wasserdampfdestillation aus den zerquetschten Samen
Chemische Hauptbestandteile:	Estragol, Limonen, Trans-Anethol
Dosierungshöchstmenge:	unter 1%
Elemente:	Erde/Feuer

FICHTENNADELN SIBIRISCH *(Picea abies obovata)*

Pflanzenfamilie: Pinaceae

Dufteigenschaften: Tendenz zur Kopfnote, harzig-frischer, würzig-herber Fichtennadelduft

Psychologische Wirkung: kräftigend, stärkend, belebend, klärend, fördert die Ausdauer

Herstellung: durch Wasserdampfdestillation der Zweige

Chemische Hauptbestandteile: Bornylacetat, Camphen, α-Pinen

Dosierungshöchstmenge: 4%

Elemente: Erde/Luft

GINSTER ABSOLUE *(Spartium junceum)*

Pflanzenfamilie: Fabaceae

Dufteigenschaften: Tendenz zur Basisnote, warm und süß, schwer, erinnert an Honig

Psychologische Wirkung: positivierend, leicht erotisierend, beruhigend

Herstellung: durch Extraktion der Blüten

Chemische Hauptbestandteile: Methylanthranilat, Benzyl-Cyannid

Dosierungshöchstmenge: 8%

Elemente: Wasser/Feuer

INGWER *(Zingiber officinale)*

Pflanzenfamilie:	Zingiberaceae
Dufteigenschaften:	Tendenz zur Kopfnote, würzig, warm, leicht zitrusartig
Psychologische Wirkung:	aktivierend und stärkend, krampflösend, wärmend
Herstellung:	durch Wasserdampfdestillation aus der Wurzel
Chemische Hauptbestandteile:	Zingiberen, Linalool, Camphen, Nerolidol, Bisabolen
Dosierungshöchstmenge:	4%
Elemente:	Feuer/Feuer

IRIS *(Iris germanica var. florentina)*

Pflanzenfamilie:	Iridaceae
Dufteigenschaften:	veilchenartig, süß, sehr leicht, fruchtig, blumig bis warm, holzig. Sehr harmonischer, edler und intensiver Duft. Starke Tendenz zur Basisnote
Psychologische Wirkung:	stark ausgleichend, beruhigend, verstärkt unsere Ausstrahlung, positivierend, wird gerne als „Schutzöl" eingesetzt, bei seelischen Wunden
Herstellung:	durch Destillation aus den geschälten, getrockneten, zerkleinerten und fermentierten Wurzeln; sehr, sehr teures Öl
Chemische Hauptbestandteile:	Irone, Ionone, Acetovanillin
Dosierungshöchstmenge:	3%
Elemente:	Wasser/Erde/Luft

JASMIN ABSOLUE *(Jasminum grandiflorum)*

Pflanzenfamilie:	Oleaceae
Dufteigenschaften:	harmonisierend mit fast allen anderen Duftnoten, intensiver, stark blumiger Duft mit leicht fäkalischer Note, riecht meist erst in Verdünnungen angenehm. Indischer Jasmin (Sambac) ist intensiver und schwerer zu mischen als andere
Psychologische Wirkung:	antidepressiv, erotisierend, harmonisierend
Herstellung:	durch Extraktion der Blüten
Chemische Hauptbestandteile:	Benzylbenzoat, -acetat, Jasmon, Linalool, enthält am meisten Indol (erogener Fäkalriechstoff) von allen Duftpflanzen = ca. 2,5%
Dosierungshöchstmenge:	3%
Elemente:	Wasser/Erde

KAMILLE BLAU *(Chamomilla recutita matricaria)*

Pflanzenfamilie:	Asteraceae
Dufteigenschaften:	blumiger, stark kräuterartiger Duft
Psychologische Wirkung:	erwärmt unsere Seele, anregend und beruhigend zugleich, positivierend, macht uns flexibel
Herstellung:	durch Wasserdampfdestillation der Blüten
Chemische Hauptbestandteile:	Chamazulen, α-Bisabolol, Farnesen
Dosierungshöchstmenge:	4%
Elemente:	Wasser/Feuer

KAMILLE RÖMISCH *(Chamaemelum nobile)*

Pflanzenfamilie:	Asteraceae
Dufteigenschaften:	blumiger als Kamille blau, nicht ganz so herber Duft, etwas narkotisch schwül
Psychologische Wirkung:	wie bei Kamille blau
Herstellung:	durch Wasserdampfdestillation der Blüten
Chemische Hauptbestandteile:	Iso-Butylangelat, Iso-Amylangelat, Pinocarvon
Dosierungshöchstmenge:	4%
Elemente:	Wasser/Feuer

KAMILLE WILD *(Chamaemelum ormensis)*

Pflanzenfamilie:	Asteraceae
Dufteigenschaften:	wie Kamille römisch
Psychologische Wirkung:	siehe Kamille blau
Herstellung:	durch Wasserdampfdestillation der Blüten
Chemische Hauptbestandteile:	α-Pinen, Limonen, Ormenol
Dosierungshöchstmenge:	4%
Elemente:	Wasser/Feuer

KORIANDER *(Coriandrum sativum)*

Pflanzenfamilie:	Umbelliferae
Dufteigenschaften:	Tendenz zur Kopfnote, aromatisch, würzig, warm und leicht blumig
Psychologische Wirkung:	anregend und entspannend zugleich, erotisierend, wärmend
Herstellung:	durch Wasserdampfdestillation der Samen
Chemische Hauptbestandteile:	Linalool, γ-Terpinen, Limonen
Dosierungshöchstmenge:	6%
Elemente:	Erde/Feuer

KREUZKÜMMEL *(Cuminum cyminum)*

Pflanzenfamilie:	Umbelliferae
Dufteigenschaften:	Tendenz zur Kopfnote, leicht süß, würzig-stark, narkotisch, sehr intensiv
Psychologische Wirkung:	erotisierend, harmonisierend, anregend und entspannend
Herstellung:	durch Wasserdampfdestillation der Samen
Chemische Hauptbestandteile:	Cuminaldehyd (20-30%), β-Pinen, α-Terpinen
Dosierungshöchstmenge:	4%
Elemente:	Erde/Feuer

LÄRCHE *(Larix decidua)*

Pflanzenfamilie:	Pinaceae
Dufteigenschaften:	frisch und kräftig nach Nadelbäumen, leicht harzig, Tendenz zur Kopfnote
Psychologische Wirkung:	klärend, erheiternd, stärkend, ausgleichend
Herstellung:	durch Wasserdampfdestillation der Zweige
Chemische Hauptbestandteile:	Pinene, Bornylacetat, α-Terpineol
Dosierungshöchstmenge:	4%
Elemente:	Erde/Luft

LATSCHENKIEFER *(Pinus mugho)*

Pflanzenfamilie:	Pinaceae
Dufteigenschaften:	frisch und kräftig, leicht harziger Nadelbaumduft, Tendenz zur Kopfnote
Psychologische Wirkung:	erfrischend, klärend, zentrierend, kräftigend, harmonisierend
Herstellung:	durch Wasserdampfdestillation der Zweige
Chemische Hauptbestandteile:	Pinene, β-Phellandren, Bornylacetat
Dosierungshöchstmenge:	10%
Elemente:	Erde/Luft

LAVANDIN *(Lavandula hybrida)*

Pflanzenfamilie:	Labiatae
Dufteigenschaften:	frisch, krautartig und blumig zugleich, leicht kampherartig
Psychologische Wirkung:	antidepressiv, erfrischend und beruhigend, harmonisierend, läßt uns in uns selbst wieder zur Einfachheit finden - Duft der Bescheidenheit
Herstellung:	durch Wasserdampfdestillation der Rispen
Chemische Hauptbestandteile:	Linalylacetat, Linalool, Kampher
Dosierungshöchstmenge:	5%
Elemente:	Luft/Luft

LAVENDEL FEIN *(Lavendula officinalis)*

Pflanzenfamilie:	Labiatae
Dufteigenschaften:	frisch, krautig und etwas blumig
Psychologische Wirkung:	siehe Lavandin
Herstellung:	durch Wasserdampfdestillation der Rispen
Chemische Hauptbestandteile:	β-Caryophyllen, Linalylacetat, Linalool, Pinen, Cumarin
Dosierungshöchstmenge:	16%
Elemente:	Luft/Luft

LAVENDEL EXTRA *(Lavendula officinalis)*

Pflanzenfamilie:	Labiatae
Dufteigenschaften:	frisch, krautig mit zarter Blumennote im Hintergrund
Psychologische Wirkung:	siehe Lavandin
Herstellung:	durch Wasserdampfdestillation der Rispen
Chemische Hauptbestandteile:	Linalylacetat (über 40%), Linalool (über 30%), Lavandulylacetat, Pinen, Cumarin
Dosierungshöchstmenge:	16%
Elemente:	Luft/Wasser

MAIROSE ABSOLUE *(Rosa centifolia)*

Pflanzenfamilie:	Rosaceae
Dufteigenschaften:	blumigster Rosenduft, weich, etwas schwer und süß, hervorragende Mischeigenschaften
Psychologische Wirkung:	beruhigend, antidepressiv, leicht erotisierend, hilft seelische Schmerzen zu lindern, reinigt und klärt das Herz, sehr gut zur geistigen Entwicklung (Öffnen des Herzens)
Herstellung:	durch Wasserdampfdestillation der Blütenblätter
Chemische Hauptbestandteile:	Geraniol, Phenylethylalkohol, Rhodinol, Spuren von Linalool, Farnesol und Nonylaldehyd
Dosierungshöchstmenge:	unter 2%
Elemente:	Wasser/Erde

MAJORAN *(Origanum majorana)*

Pflanzenfamilie:	Labiatae
Dufteigenschaften:	Tendenz zur Kopfnote, warm-würziger Küchenkräuterduft
Psychologische Wirkung:	entspannend, hilft bei sexueller Übererregtheit
Herstellung:	durch Wasserdampfdestillation des Krautes
Chemische Hauptbestandteile:	Caryophyllen, Terpineol-4, γ-Terpinen
Dosierungshöchstmenge:	1%
Elemente:	Feuer/Luft

MEERKIEFER *(Pinus pinaster)*

Pflanzenfamilie:	Pinaceae
Dufteigenschaften:	leicht harzig, holzig frisch
Psychologische Wirkung:	tief innerlich erfrischend und reinigend, stabilisierend, aufbauend. Tendenz zur Kopfnote
Herstellung:	durch Wasserdampfdestillation der Zweige
Chemische Hauptbestandteile:	α + β-Pinen, β-Caryophyllen
Dosierungshöchstmenge:	10%
Elemente:	Erde/Luft

MELISSE 100% *(Melissa officinalis)*

Pflanzenfamilie:	Labiatae
Dufteigenschaften:	Tendenz zur Kopfnote, zitrusartig, frisch und leicht krautig
Psychologische Wirkung:	entspannt und beruhigt, harmonisierend, nervenstärkend, stark klärend
Herstellung:	durch Wasserdampfdestillation aus Kraut und Gras
Chemische Hauptbestandteile:	Geranial, Neral, Caryophyllen
Dosierungshöchstmenge:	unter 2%
Elemente:	Wasser/Feuer

MIMOSE *(Acacia dealbata)*

Pflanzenfamilie:	Leguminosae
Dufteigenschaften:	zarter blumiger, leicht strohig-krautiger, narkotischer Duft, Tendenz zur Basisnote, relativ schwierig zu mischen
Psychologische Wirkung:	beruhigend, macht feinfühlig, öffnet das Herz, stimmt heiter
Herstellung:	Absolue, durch Hexanauszug der Blüten
Chemische Hauptbestandteile:	Hexadecen, Palmitinaldehyd - noch wenig erforscht!
Dosierungshöchstmenge:	2%
Elemente:	Feuer/Wasser

MUSKATNUSS *(Myristica fragrans)*

Pflanzenfamilie: Myristicaceae

Dufteigenschaften: herb und würzig, warmer, weicher Duft

Psychologische Wirkung: beruhigend und anregend zugleich, Tendenz zur Kopfnote, antidepressiv, wärmend, Geborgenheit spendend

Herstellung: durch Wasserdampfdestillation der Fruchtkerne

Chemische Hauptbestandteile: α + β-Pinen, Sabinen, Myristicin, Sclareol, Elemicin

Dosierungshöchstmenge: unter 1%

Elemente: Erde/Feuer

MUSKATELLERSALBEI *(Salvia Sclarea)*

Pflanzenfamilie: Labiatae

Dufteigenschaften: narkotischer, krautiger und leicht heuähnlicher Duft, anregend und beruhigend zugleich

Psychologische Wirkung: dieser Duft regt unsere Kreativität an und erheitert unser Gemüt, bei Stimmungstiefs sehr hilfreich

Herstellung: durch Wasserdampfdestillation des Krautes

Chemische Hauptbestandteile: Linalylacetat, Linalool, Germacren-d

Dosierungshöchstmenge: 8%

Elemente: Luft/Feuer

MYRTE *(Myrtus communis)*

Pflanzenfamilie:	Myrtaceae
Dufteigenschaften:	frisch würziger Duft, erinnert zart an Eukalyptusöl, Tendenz zur Kopfnote
Psychologische Wirkung:	gibt uns innere Gelassenheit und stärkt unser geistiges Empfinden, klärt unsere Gedanken, erfrischend aufbauend
Herstellung:	durch Wasserdampfdestillation der Zweige
Chemische Hauptbestandteile:	α-Pinen, 1,8-Cineol, Limonen, Myrtenylacetat
Dosierungshöchstmenge:	4%
Elemente:	Luft/Wasser

NARDE *(Nardostachys jatamansi)*

Pflanzenfamilie:	Valerianaceae
Dufteigenschaften:	schwer, warm, erdig, mit einem leicht frischem seifigen Unterton, etwas rauchig
Psychologische Wirkung:	sehr stark beruhigend und entspannend
Herstellung:	durch Wasserdampfdestillation der Wurzel
Chemische Hauptbestandteile:	β-Gurjunen, α-Patchoulen, Nardol, β-Ionen, Patchoulialkohol
Dosierungshöchstmenge:	4%
Elemente:	Erde/Feuer

NARZISSE *(Narcissus poeticus)*

Pflanzenfamilie:	Amaryllidaceae
Dufteigenschaften:	konzentriert riecht das Absolue eher rauchig, erdig und würzig, während es in Verdünnungen seinen feinen, blumigen, leicht süßlichen Charakter entfaltet
Psychologische Wirkung:	erotisierend, beruhigend und zugleich belebend, hilfreich bei Angst, Trübsinn und Streß
Herstellung:	Absolue mit Hexan aus den Blüten
Chemische Hauptbestandteile:	Limonen, para-Kresylphenylacetat
Dosierungshöchstmenge:	2%
Elemente:	Wasser/Erde

NELKENBLÄTTER *(Syzygium aromaticum)*

Pflanzenfamilie:	Myrtaceae
Dufteigenschaften:	süß-würzig, leicht scharf, erinnert an Lebkuchen
Psychologische Wirkung:	hilft innere Gefühle und Gedanken zu klären und uns an sie zu erinnern, wärmend, stimulierend, konzentrationsfördernd
Herstellung:	durch Wasserdampfdestillation der Blätter
Chemische Hauptbestandteile:	Eugenol (70-80%), β-Caryophyllen (10-15%), Eugenylacetat
Dosierungshöchstmenge:	5%
Elemente:	Erde/Feuer

NEROLI *(Citrus aurantium ssp.aur.)*

Pflanzenfamilie:	Rutaceae
Dufteigenschaften:	blumig-süß, lieblich warm, erinnert an Eibischbonbons
Psychologische Wirkung:	harmonisierend, führt uns an Vergangenes heran und hilft dies aufzuarbeiten, kräftigt unsere Seele, schlaffördernd, antidepressiv, lösend
Herstellung:	durch Wasserdampfdestillation der Blüten
Chemische Hauptbestandteile:	Linalool (bis 36%), Limonen, Nerol, Pinen, Farnesol,Nerolidol, Linalylacetat (6%), kleine Mengen von Indol
Dosierungshöchstmenge:	4%
Elemente:	Luft/Feuer

OREGANO *(Origanum vulgare)*

Pflanzenfamilie:	Labiatae
Dufteigenschaften:	krautig, würzig, etwas scharf und dumpf, leicht bitter, Tendenz zur Kopfnote
Psychologische Wirkung:	stärkend, aktivierend, krampflösend, aufbauend, gilt als dämpfend auf den Sexualtrieb
Herstellung:	durch Destillation aus dem Kraut
Chemische Hauptbestandteile:	Thymol, Carvacrol, α-Pinen
Dosierungshöchstmenge:	1%
Elemente:	Feuer/Erde

PALMAROSA *(Cymbopogon martinii)*

Pflanzenfamilie:	Poaceae
Dufteigenschaften:	süßlich blumig, grasartig, rosenartig, leicht frisch
Psychologische Wirkung:	ausgleichend, beruhigend, stimmungserhellend, eher antierogene Wirkung
Herstellung:	durch Destillation aus dem tropischen Süßgras
Chemische Hauptbestandteile:	Geraniol (80%), Geranylacetat, Nerol
Dosierungshöchstmenge:	8%
Elemente:	Wasser/Luft

PETIT GRAIN *(Citrus aurantium ssp.aur.)*

Pflanzenfamilie:	Rutaceae
Dufteigenschaften:	süßlich, etwas herb und frisch, leicht bitter, erinnert an Neroli, Tendenz zur Kopfnote
Psychologische Wirkung:	beruhigend, ausgleichend, positivierend, gut bei innerer Unruhe, Rastlosigkeit oder Niedergeschlagenheit
Herstellung:	durch Destillation aus Blättern, Zweigen und Knospen des Bitterorangenbaumes
Chemische Hauptbestandteile:	Linalylacetat (bis 50%), Linalool (bis 25%), Limonen, α-Terpineol, Geranylacetat (bis 50%)
Dosierungshöchstmenge:	8%
Elemente:	Luft/Feuer

PFEFFER SCHWARZ *(Piper nigrum)*

Pflanzenfamilie:	Piperaceae
Dufteigenschaften:	leicht scharfer, warm würziger, leicht krautiger Duft, Tendenz zur Kopfnote
Psychologische Wirkung:	anregend, leicht aphrodisierend, wärmend, konzentrationsfördernd, gut für gefühlskalte Menschen
Herstellung:	durch Destillation aus den Pefferkörnern
Chemische Hauptbestandteile:	β-Pinen (10%), β-Caryophyllen (ca.28%), α-Humulen, α-Pinen (6%)
Dosierungshöchstmenge:	1%
Elemente:	Erde/Feuer

RIESENTANNE *(Abies grandis)*

Pflanzenfamilie:	Pinaceae
Dufteigenschaften:	harzig, holzig, frisch, leicht zitrusartig, Tendenz zur Kopfnote
Psychologische Wirkung:	stärkend, aufrichtend, klärend, positivierend, gut bei Unsicherheit und Labilität
Herstellung:	durch Destillation der Zweige
Chemische Hauptbestandteile:	β-Pinen, Bornylacetat, β-Phellandren
Dosierungshöchstmenge:	6%
Elemente:	Erde/Luft

ROSE MAROKKANISCH *(Rosa damascena)*

Pflanzenfamilie:	Rosaceae
Dufteigenschaften:	blumig, weich, etwas schwer und süß, leicht nach Honig
Psychologische Wirkung:	beruhigend, antidepressiv, leicht erogen, bei seelischen Schmerzen, reinigt und klärt unser Herz, sehr gut zur geistigen Entwicklung (Öffnen des Herzens)
Herstellung:	durch Destillation der Blütenblätter
Chemische Hauptbestandteile:	Citronellol, Geraniol, Nerol, Eugenol, Spuren von Farnesol, Linalool und Nonylaldehyd, Damascone
Dosierungshöchstmenge:	4%
Elemente:	Wasser/Erde

ROSE BULGARISCH *(Rosa damascena)*

Pflanzenfamilie:	Rosaceae
Dufteigenschaften:	schwer blumiger, honigähnlicher, leicht narkotischer Duft, etwas süß und weich
Psychologische Wirkung:	siehe Rose marokkanisch
Herstellung:	siehe Rose marokkanisch
Chemische Hauptbestandteile:	Citronellol, Geraniol, Nerol, Eugenol, Spuren von Farnesol, Linalool und Nonylaldehyd, Damascone
Dosierungshöchstmenge:	4%
Elemente:	Wasser/Erde

ROSE TÜRKISCH *(Rosa damascena)*

Pflanzenfamilie:	Rosaceae
Dufteigenschaften:	blumig, weicher, süßlicher Duft mit Honigakzent, etwas seifig
Psychologische Wirkung:	siehe Rose marokkanisch
Herstellung:	siehe Rose marokkanisch
Chemische Hauptbestandteile:	Citronellol, Geraniol, Methyleugenol, Spuren von Farnesol, Linalool und Nonylaldehyd, Damascone
Dosierungshöchstmenge:	4%
Elemente:	Wasser/Erde

ROSENGERANIE *(Pelargonium graveolens)*

Pflanzenfamilie:	Geraniaceae
Dufteigenschaften:	rosenähnlicher, laubartiger Duft, leicht frisch
Psychologische Wirkung:	beruhigend, stimmungshebend, hilft verklemmten Menschen mehr aus sich herauszugehen, vermittelt Sicherheit
Herstellung:	durch Destillation der Blätter
Chemische Hauptbestandteile:	Citronellylformiat, Citronellol, Geraniol
Dosierungshöchstmenge:	10%
Elemente:	Wasser/Erde

SANTOLIN (Heiligenkraut) *(Santolina chamaeyparisus)*

Pflanzenfamilie:	Asteraceae
Dufteigenschaften:	warm-würziger und krautig-schwerer Duft, etwas narkotisch
Psychologische Wirkung:	stärkend, aufbauend, zentrierend, erdend, wärmend
Herstellung:	durch Destillation des Krautes
Chemische Hauptbestandteile:	Artemisia-Keton (ca. 39%), Camphen (4%), α + β-Santolinenon
Dosierungshöchstmenge:	4%
Elemente:	Feuer/Erde

SCHAFGARBE *(Achillea millefolium)*

Pflanzenfamilie:	Copositeae
Dufteigenschaften:	herb, krautig, wässrig
Psychologische Wirkung:	beruhigend, harmonisierend, antierogen, klärend, macht uns feinfühliger
Herstellung:	durch Destillation des Krautes
Chemische Hauptbestandteile:	β-Pinen, Chamazulen, Sabinen
Dosierungshöchstmenge:	4%
Elemente:	Erde/Wasser

SCHOPFLAVENDEL *(Lavendula stoechas)*

Pflanzenfamilie:	Labiatae
Dufteigenschaften:	frisch, krautig, kampherartig, leicht stechend
Psychologische Wirkung:	aufbauend, stärkend, anregend, ausgleichend, gut bei psychisch stark belasteten Menschen
Herstellung:	durch Destillat. der Rispe („Schopf")
Chemische Hauptbestandteile:	Fenchon, Kampher, δ-3-Careen
Dosierungshöchstmenge:	6%
Elemente:	Luft/Wasser

SPEIKLAVENDEL *(Lavendula latifolia)*

Pflanzenfamilie:	Labiatae
Dufteigenschaften:	krautig, kampherartig, etwas seifig
Psychologische Wirkung:	entkrampfend, anregend, erfrischend, harmonisierend, zugleich stärkend
Herstellung:	durch Destillation des Krautes
Chemische Hauptbestandteile:	1,8-Cineol, Linalool, Kampher
Dosierungshöchstmenge:	8%
Elemente:	Luft/Feuer

TEA-TREE *(Melaleuca alternifolia)*

Pflanzenfamilie:	Myrtaceae
Dufteigenschaften:	etwas teerartig, kampherartig, frisch, intensiv
Psychologische Wirkung:	anregend, antierogen, stabilisierend, konzentrationsfördernd, stärkend
Herstellung:	durch Destillation aus den Blättern
Chemische Hauptbestandteile:	α + γ-Terpinen, Paracymen, Terpineol, 1,8-Cineol
Dosierungshöchstmenge:	6%
Elemente:	Luft/Feuer /Erde

TUBEROSE *(Polianthes tuberosa)*

Pflanzenfamilie:	Amaryllidaceae
Dufteigenschaften:	süßlich-honigartig, rauchig, blumig, narkotisch, starke Tendenz zur Basis-note, hat starke Strahlkraft
Psychologische Wirkung:	klärend, erogen, sinnlich, zentrierend, hilft negative Blockaden aufzulösen
Herstellung:	durch Hexanextraktion aus der Blüte (Absolue)
Chemische Hauptbestandteile:	d-Decalacton, Massioalacton, Spuren von Indol
Dosierungshöchstmenge:	2%
Elemente:	Wasser/Feuer

WEISSTANNE *(Abies alba)*

Pflanzenfamilie:	Pinaceae
Dufteigenschaften:	frischer, harziger, holziger, leicht warmer, sehr angenehmer Waldduft „wie der Christbaum", Tendenz zur Kopfnote
Psychologische Wirkung:	ausgleichend, anregend, stärkend, klärend, gut für unsichere, nervöse oder labile Menschen
Herstellung:	durch Destillation der Zweige
Chemische Hauptbestandteile:	Limonen, α-Pinen, Camphen
Dosierungshöchstmenge:	10%
Elemente:	Erde/Feuer

YLANG-YLANG I *(Cananga odorata)*

Pflanzenfamilie:	Anonaceae
Dufteigenschaften:	blumig, süßer, etwas intensiver, leicht fruchtiger Duft, etwas narkotisch, jasminartig im Hintergrund
Psychologische Wirkung:	aphrodisierend, anregend, positivierend, beruhigend
Herstellung:	durch ca. 4 stündige Destillation aus den Blättern (ist die erste Fraktion)
Chemische Hauptbestandteile:	Germacren-d, Geranylacetat, Benzylbenzoat (30%), Linalool, Spuren von Farnesol, Linalool, Benzylacetat (30%)
Dosierungshöchstmenge:	10%
Elemente:	Wasser/Erde

YLANG-YLANG komplett *(Cananga odorata)*

Pflanzenfamilie: Anonaceae

Dufteigenschaften: blumig-süß, weicher als die erste Fraktion, etwas stumpf und narkotisch

Psychologische Wirkung: siehe Ylang-Ylang I

Herstellung: durch ca. 24 stündige Destillation aus der Blüte

Chemische Hauptbestandteile: Germacren-d, Caryophyllen, Farnesen, Linalool, Benzylbenzoat (30%)

Dosierungshöchstmenge: 10%

Elemente: Wasser/Erde

ZIMTBLÄTTER *(Cinnamomum verum)*

Pflanzenfamilie: Lauraceae

Dufteigenschaften: warm, mit scharfer Note, nelkenartig, zimtig, leicht süß, Tendenz zur Basisnote

Psychologische Wirkung: leicht erotisierend, anregend, ausgleichend, gut für Menschen die sich in ihrer Seele kalt fühlen

Herstellung: durch Destillation der Blätter

Chemische Hauptbestandteile: Eugenol (bis 70%), β-Caryophyllen, Zimtalkohol (6%)

Dosierungshöchstmenge: 8%

Elemente: Feuer/Erde

ZIMTRINDE *(Cinnamomum verum)*

Pflanzenfamilie:	Lauraceae
Dufteigenschaften:	warm mit scharfer Note, nelkenartig, würzig-süß, warm, sehr intensiv beim Mischen, Tendenz zur Basisnote
Psychologische Wirkung:	erotisierend, anregend, harmonisierend, beruhigend, wirkt wie eine weiche Wolke, die uns in einen orientalischen Himmel entführt
Herstellung:	durch Destillation der Rinde
Chemische Hauptbestandteile:	Eugenol, Zimtaldehyd (83%), Benzylbenzoat
Dosierungshöchstmenge:	unter 1%
Elemente:	Feuer/Erde

ZIRBELKIEFER *(Pinus cembra)*

Pflanzenfamilie:	Pinaceae
Dufteigenschaften:	narch Harz und Holz, leicht rauchig, Tendenz zur Kopfnote
Psychologische Wirkung:	klärend, aufbauend, harmonisierend, hilft uns, uns auf das Wesentliche zu besinnen, und stärkt uns dabei
Herstellung:	durch Wasserdampfdestillation der Zweige
Chemische Hauptbestandteile:	Phellandrene, α-Pinen, Terpinolen
Dosierungshöchstmenge:	10%
Elemente:	Erde/Feuer

ZYPRESSE *(Cupressus sempervirens)*

Pflanzenfamilie:	Cypressaceae
Dufteigenschaften:	ein beeindruckender würzig-warmer Holzduft, etwas herb und kieferähnlich
Psychologische Wirkung:	ein sehr klärendes Öl, aufrichtend, stärkend
Herstellung:	durch Wasserdampfdestillation der Blätter und Zweige
Chemische Hauptbestandteile:	α-Pinen, α-3-Pinen, Terpineol-4, Cedrol
Dosierungshöchstmenge:	5%
Elemente:	Erde/Feuer

4.1.5.3 BASISNOTEN

BENZOE *(Styrax tonkinesis)*

Pflanzenfamilie:	Styracaceae
Dufteigenschaften:	süßer balsamischer Holzduft, etwas vanillig
Psychologische Wirkung:	ausgleichend, entspannend, leicht aphrodisierend, hilft unseren Geist zu entwickeln
Herstellung:	durch Extraktion aus dem Harz (Resinoid)
Chemische Hauptbestandteile:	Benzyl-Cinnamat, Benzylbenzoat, Vanillin
Dosierungshöchstmenge:	stark sensibilisierend - unter 1%
Elemente:	Wasser/Erde

CISTROSE *(Cistus ladanifer)*

Pflanzenfamilie:	Cistaceae
Dufteigenschaften:	balsamisch, würzig-warm, ambra-artig, Tendenz zur Herznote
Psychologische Wirkung:	leicht erogen, entkrampfend und wärmend, wirkt in der Tiefe unserer Seele - gut für oberflächliche Menschen
Herstellung:	durch Destillation der Blätter und Zweige
Chemische Hauptbestandteile:	α-Pinen, Paracymen, Linalylacetat
Dosierungshöchstmenge:	4%
Elemente:	Erde/Feuer

EICHENMOOS *(Evernia prunastri)*

Pflanzenfamilie:	Usneaceae
Dufteigenschaften:	erdig-moosiger Duft, leicht ledrig, würzig, nach Wald duftend
Psychologische Wirkung:	aphrodisierend, erdend und ausgleichend, hilft uns, unser inneres Wesen wieder zu finden
Herstellung:	durch Auszug aus dem Resinoid vom Moos mit Alkohol
Chemische Hauptbestandteile:	Phenolcarbonsäure-Ester, Usninsäure
Dosierungshöchstmenge:	3%
Elemente:	Erde/Wasser

HONIG (Bienenwaben mit Honig der *Apis mallefica*)

Dufteigenschaften:	süß, warm, etwas scharf nach Propolis
Psychologische Wirkung:	ausgleichend, entspannend, leicht anregend
Herstellung:	durch Extraktion mit Alkohol aus den mit Honig gefüllten Waben
Chemische Hauptbestandteile:	Palmitinsäure, Hydroxypalmitinsäure
Dosierungshöchstmenge:	2% Vorsicht bei Propolisallergie
Elemente:	Erde/Wasser

IMMORTELLE *(Helichrysum italicum)*

Pflanzenfamilie:	Compositae
Dufteigenschaften:	würzig, honigartig-süßer Duft, sehr intensiv, wird meist zum Nuancieren verwendet, Tendenz zur Herznote
Psychologische Wirkung:	wärmend, stärkend, stabilisierend, löst tiefe seelische Spannungen
Herstellung:	durch Destillation aus dem Kraut
Chemische Hauptbestandteile:	Nerylacetat (75%), Nerol, α-Pinen
Dosierungshöchstmenge:	2%
Elemente:	Erde/Feuer

KAKAOEEXTRAKT *(Theobroma cacao)*

Pflanzenfamilie:	Sterculiaceae
Dufteigenschaften:	warm, schokoladenähnlich, vanillig, leicht süß, sehr gut als Nanceur! Tendenz zur Herznote
Psychologische Wirkung:	anregend, beruhigend, stimmt uns gemütlich und heimelig
Herstellung:	durch Extraktion mit Alkohol aus der Bohne
Chemische Hauptbestandteile:	δ-Linalool
Dosierungshöchstmenge:	3%
Elemente:	Erde/Wasser

KAROTTENSAMEN *(Daucus carota)*

Pflanzenfamilie: Umbelliferae

Dufteigenschaften: würzig, waldig-erdig, warm, verfügt über gute Strahlkraft

Psychologische Wirkung: stärkend, revitalisierend, aufbauend, gut für labile, bedrückte Menschen

Herstellung: durch Destillation der zerkleinerten Samen

Chemische Hauptbestandteile: Carotol (70%), β-Bisabolen, Daucol (ca. 5%)

Dosierungshöchstmenge: 4%

Elemente: Erde/Wasser

LINALOE *(Bursera glabrifolia)*

Pflanzenfamilie: Burseraceae

Dufteigenschaften: blumig, leicht süß-würzig, etwas nach Zitrone, weicher Duft mit Tendenz zur Herznote

Psychologische Wirkung: harmonisierend, beruhigend, positivierend, sinnlich und leicht erogen

Herstellung: durch Destillation aus dem Holz

Chemische Hauptbestandteile: Linalool (ca. 80%), und Linalylacetat (10-18%)

Dosierungshöchstmenge: 8%

Elemente: Erde/Wasser

MOSCHUSKÖRNER *(Abelmoschus moschatus)*

Pflanzenfamilie:	Malvaceae
Dufteigenschaften:	moschusartig, schwer, geheimnisvoll
Psychologische Wirkung:	stark erogen und sinnlich, beruhigend, stabilisierend, sehr tief wirkend
Herstellung:	durch Destillation der getrockneten Samen
Chemische Hauptbestandteile:	Farnesol, Decylalkohol, Ambrettolid
Dosierungshöchstmenge:	1%
Elemente:	Erde/Feuer

MYRRHE *(Commiphora molmol)*

Pflanzenfamilie:	Burseraceae
Dufteigenschaften:	balsamisch, warm, würzig, süß, ölig, wirkt bis in die Kopfnote
Psychologische Wirkung:	stärkend, reinigend, positivierend, zentrierend, harmonisierend
Herstellung:	durch Destillation aus dem Harz
Chemische Hauptbestandteile:	Kurzeren, Dipenten, Limonen, Methyl-Isobutylketon
Dosierungshöchstmenge:	8%
Elemente:	Erde/Luft

PATCHOULI *(Pogostemon cablin)*

Pflanzenfamilie:	Labiatae Lamiaceae (pfefferminzähnliches Aussehen)
Dufteigenschaften:	balsamisch, waldig, holzig, erdig, leicht süß und krautig, leicht fixierend, Tendenz zur Herznote
Psychologische Wirkung:	erdend, zentrierend, klärend, harmonisierend, kreativitätsfördernd
Herstellung:	Destillation aus den fermentierten Blättern, läßt sich bis heute nicht synthetisch herstellen
Chemische Hauptbestandteile:	Patchoulialkohol (60%), α-Bulnesen, Patchoulen
Dosierungshöchstmenge:	10%
Elemente:	Erde/Wasser

ROSENHOLZ *(Aniba rosaeodora)*

Pflanzenfamilie:	Lauraceae
Dufteigenschaften:	blumig, leicht rosenähnlich mit holzig-süßem Hintergrund, Tendenz zur Herznote
Psychologische Wirkung:	leicht erogen, aktivierend und zugleich entspannend, gut bei Unsicherheiten und Streß
Herstellung:	durch Destillation aus dem Holz
Chemische Hauptbestandteile:	Linalool (bis 95%)
Dosierungshöchstmenge:	8%
Elemente:	Erde/Wasser

SANDELHOLZ *(Santalum album)*

Pflanzenfamilie:	Rutaceae
Dufteigenschaften:	weicher, balsamisch-süßer, holziger Duft, erinnert im Hintergrund etwas an Urin, fixierende Wirkung, Tendenz zur Herznote
Psychologische Wirkung:	erotisierend, aktivierend und zugleich beruhigend, antidepressiv, leicht euphorisierend, unterstützt die geistige Entwicklung
Herstellung:	durch Destillation aus dem Holz
Chemische Hauptbestandteile::	α + β-Santalen, α + β-Santalol (über 65%)
Dosierungshöchstmenge:	10%
Elemente:	Erde/Feuer

STYRAX *(Liquidamber orientalis)*

Pflanzenfamilie:	Hamamelidaceae
Dufteigenschaften:	balsamisch, vanillig, mandelartig, süßlich, leicht grasartig
Psychologische Wirkung:	entspannend, aufbauend, antidepressiv, klärend, geistig reinigend und öffnend, sehr gut für festgefahrene, starrsinnige Menschen
Herstellung:	durch Destillation aus dem Resinoid
Chemische Hauptbestandteile:	Styrocamphen, Zimtalkohol, Vanillin
Dosierungshöchstmenge:	1% (stark sensibilisierend)
Elemente:	Wasser/Erde

THYMIAN ROT *(Thymus vulgaris)*

Pflanzenfamilie:	Labiatae
Dufteigenschaften:	krautig, leicht scharf und süß, etwas medizinisch, sehr intensiv, Tendenz zur Herznote
Psychologische Wirkung:	stärkend, aufbauend, entkrampfend, gut für ängstliche und labile Menschen, geistig stimulierend
Herstellung:	durch Destillation aus dem Kraut
Chemische Hauptbestandteile:	Paracymen, Thymol, Carvacrol
Dosierungshöchstmenge:	1%
Elemente:	Feuer/Feuer

THYMIAN WEISS *(Thymus serpyllum)*

Pflanzenfamilie:	Labiatae
Dufteigenschaften:	krautig, leicht heuartig, leicht blumig, Tendenz zur Herznote
Psychologische Wirkung:	harmonisierend, aufbauend, positivierend, stärkend, viel milder als roter Thymian
Herstellung:	durch Destillation aus dem Kraut
Chemische Hauptbestandteile:	Linalool, Carvacrol, α-Pinen
Dosierungshöchstmenge:	6%
Elemente:	Feuer/Feuer

TOLU *(Myroxylon balsamum)*

Pflanzenfamilie:	Fabaceae
Dufteigenschaften:	balsamisch, süßer, warmer Duft, leicht vanillig, etwas blumig
Psychologische Wirkung:	entspannend, aufbauend, sehr gut bei Streß und bei verkrampften Menschen, stabilisierend, hilft kreativer und achtsamer mit sich selbst umzugehen
Herstellung:	durch Destillation aus dem Resinoid (Alkoholauszug aus dem Harz)
Chemische Hauptbestandteile:	Benzylbenzoat, Vanillin, Benzylcinnamat
Dosierungshöchstmenge:	unter 1% (stark sensibilisierend)
Elemente:	Erde/Wasser

TONKA *(Dipteryx oderata)*

Pflanzenfamilie:	Leguminoseae
Dufteigenschaften:	warm, leicht süß-krautiger Duft, mit pudriger Note
Psychologische Wirkung:	leicht erogen, positivierend, harmonisierend, hilft bedrückten und schwermütigen Menschen
Herstellung:	durch Extraktion mit Alkohol aus den Bohnen
Chemische Hauptbestandteile:	Cumarin (über 95%)
Dosierungshöchstmenge:	unter 1% (stark sensibilisierend)
Elemente:	Erde/Wasser

VANILLEEXTRAKT *(Vanilla planifolia)*

Pflanzenfamilie:	Orchidaceae
Dufteigenschaften:	süßlich-warmer, typisch vanillig-würziger Duft, leicht balsamisch, Tendenz zur Herznote
Psychologische Wirkung:	beruhigend, aufbauend, positivierend, vermittelt uns ein zufriedenes, heimeliges Gefühl
Herstellung:	Alkoholextrakt aus den Schoten
Chemische Hauptbestandteile:	Vanillin, para-Hydroxybenzaldehyd
Dosierungshöchstmenge:	10%
Elemente:	Wasser/Erde

VETIVER *(Vetiveria zizaniodes)*

Pflanzenfamilie:	Poaceae
Dufteigenschaften:	erdig, herb, moosartig, leicht modrig und zitrusartig
Psychologische Wirkung:	aphrodisierend, erdend, zentrierend, hilft uns die Zusammenhänge in der Natur besser zu verstehen, schärft den Blick für das Wesentliche im Leben
Herstellung:	durch Destillation aus der Wurzel des tropischen Grases
Chemische Hauptbestandteile:	Vetiven, Vetivenol, Vetivenylacetat, $\alpha + \beta$-Vetivon
Dosierungshöchstmenge:	8%
Elemente:	Erde/Erde

WEIHRAUCH *(Boswellia sacra)*

Pflanzenfamilie:	Burseraceae
Dufteigenschaften:	würzig, balsamisch, holzig, leicht scharf und frisch
Psychologische Wirkung:	stark reinigend, klärend, beruhigend, aufbauend, hilft uns beim Erarbeiten unserer Lebensvision, wird auch als Schutzöl gegen negative Einflüsse verwendet
Herstellung:	durch Destillation aus dem Harz
Chemische Hauptbestandteile:	α-Pinen, Myrcen, Borneol, Limonen
Dosierungshöchstmenge:	8%
Elemente:	Feuer/Luft

ZEDER *(Cedrus atlantica)*

Pflanzenfamilie:	Pimaceae
Dufteigenschaften:	harmonisch, holzig, etwas säuerlich, Tendenz zur Herznote
Psychologische Wirkung:	stärkend, harmonisierend, festigend, klärend, gut für nervöse oder unsichere Menschen
Herstellung:	durch Destillation aus dem Holz
Chemische Hauptbestandteile:	α-Himachalen, α-Cedren (bis 50%), Atlantol (bis 30%), $\alpha + \beta$-Atlanton (bis 20%)
Dosierungshöchstmenge:	8%
Elemente:	Erde/Feuer

4.1.6 Risiken beim Mischen von Parfums

Da alle Duftstoffe hochaktive Substanzen von sehr komplexer Zusammensetzung sind, kann man unerwünschte Nebenwirkungen auch bei unseren Naturprodukten nicht ausschließen. Die möglichen negativen Reaktionen sind:

a) Hautreizungen:
Diese Nebenwirkungen treten relativ rasch auf, sind aber bei richtiger Mischungskonzentration und achtsamer Handhabung gut kontrollierbar.

Um Hautreizungen zu vermeiden gilt:

- Nach Möglichkeit Parfums nicht höher als 15% mit Duftstoffen dosieren (siehe auch Kapitel 6 - „Mischtechnik", Seite 109 ff.).

- Immer vor dem Auftragen einen Armbeugetest machen. (Siehe Anleitung in Kapitel 4.1.3, „Die Duftorgel", Seite 25)

- Mindestens 6 verschiedene Duftstoffe verwenden (aus unterschiedlichen Pflanzenteilen: Blüte, Frucht, Blatt, Holz), da hier jeweils andere Hauptinhaltsstoffe vorhanden sind.

- Die maximalen Reizgrenzen, die im folgenden aufgelistet sind, nicht überschreiten.

- Düfte, die wir für uns als reizend erkannt haben, nicht mehr verwenden. Die Sensibilität schwankt von Mensch zu Mensch und kann leider nicht eindeutig festgelegt werden.

b) Phototoxische Hautreaktionen:
Durch UV-Einwirkung reagiert die schon sensibilisierte Haut mit dunklen Flecken, Reizungen, die sich nur schwer behandeln lassen. Hier gilt: **mit Parfums besprühte Hautflecken nie starkem UV-Licht aussetzen** - mindestens 4 Stunden warten, bevor wir in die Sonne gehen oder unter die Sonnenbank im Bräunungsstudio. Auch in diesem Fall mindert eine Mischung das Risiko. Besonders Zitrus-und Zimtdüfte gelten als gefährlich.

c) Toxische, bzw. organschädigende Wirkungen sind bei Parfums bis jetzt noch nicht nachgewiesen worden. Trotzdem sollten folgende Düfte nur bis maximal 1% dosiert werden und nicht über lange Zeiträume in unseren Parfums verwendet werden: Angelikawurzel, Bergbohnenkraut, Basilikum, Birke, Cassia, Eisenkraut, Estragon, Kümmel, Kampher braun u. gelb, Majoran, Muskatnuß, Oregano, Pfeffer schwarz, Salbei, Thymian rot, Ysop, Zimtrinde.

Absolut abzulehnen sind Duftstoffe mit stark toxischer Nebenwirkung:

Beifuß (*Artemisia vulgaris*), Bittermandel (*Prunus amygdalus var. amara*), Boldoblätter (*Peumus boldus*), Fenchel bitter (*Foeniculum vulgare*), Gänsefuß (*Chenopodium ambroisoides*), Jaborandi (*Pilocarpus Jaborandi*), indischer Kalmus (*Acorus calamus*), Meerettich (*Chochlearia armoracia*), Poleiminze (*Mentha pulegium*), Rainfarn (*Tanacetum vulgare*), Sassafras (*Sassafras albidum*), Senf nigra (*Brassia nigra*), Sadebaum (*Juniperus sabina*), Thuja (*Thuja occidentalis*), Weinraute (*Ruta graveolens*), Wurmsamen (*Chenopodium anthelminticum*) und alle weiteren *Artemisia*-Arten wie Wermut, Eberraute usw.

Bei Schwangeren ist es sinnvoll die o. g. Düfte wie auch die jetzt folgenden auszulassen:

Cistrose, Fenchel, Melisse, Minze, Muskatellersalbei, Myrrhe, Rose, Rosmarin, Schopflavendel, Spearmint und Wacholder sind in den Parfums nur in niedrigen Dosen von insgesamt 10% zu mischen!

d) Epileptiker sollten folgende Düfte strikt meiden, da sie schon beim Inhalieren epileptische Anfälle auslösen können: Basilikum, Poleiminze, Thuja, Zeder, Fenchel, Krauseminze, Ysop, Kampher, Salbei, Wermut, Zypresse, Estragon, Majoran.

e) Parfums nie auf entzündete, gerötete Haut oder auf Ekzeme auftragen! Vorsichtige Anwendung des Parfums bei Heuschnupfen, Allergieneigung oder Asthma! Bei ersten Anzeichen von Symptomverschlechterungen Anwendung aussetzen!
Bei Dermatitis keine Parfums verwenden!

Weitere Risiken - wenn das Parfum nicht großflächig angewendet wird - sind beim Parfum nicht zu erwarten, außer, daß der geliebte Partner den Duft und damit plötzlich den Träger abstoßend findet.
Dieses Problem können Sie verhindern, indem Sie den Partner in den Prozeß des Duftmischens mit einbeziehen und das Parfum nicht zu intensiv auftragen!
Sollte es bei Ihrem Parfum zu einer unerwünschten Reaktion bei Ihnen selbst kommen, setzen Sie es am besten sofort ab. Diese Überreaktion ist meist (außer phototoxische) nur vorübergehend und hinterläßt keine Schädigungen. Ein Abwechseln der Inhaltsstoffe beim nächsten Parfum, speziell bei riskanten Düften, ist auf jeden Fall ratsam.

4.1.7 Maximale Dosierungsmengen von Duftstoffen

Von Autor zu Autor schwanken die Grenzwerte zum Teil beachtlich. Die im folgenden angegebenen Mengen sind Mittelwerte und gelten für Erwachsene ohne besondere Anzeichen von Hautsensibilität oder Allergieneigung.
Deshalb am besten immer ca. 30% unter diesen Grenzwerten bleiben! Parfums nicht großflächig auftragen!
Im Einzelfall können diese Mengen zu hoch sein! Einige bekannte Parfums enthalten manche Duftstoffe jedoch in beträchtlich höheren Dosen.
Die Tabelle enthält die wichtigsten Duftöle, sortiert nach Kopf-Herz-Basisnote. In den einzelnen Duftnoten wurde nach dem Alphabet geordnet. Diese Prozentangaben bedeuten, daß dieser Wert in der gesam-

ten Mischung von diesem Duftstoff nicht überschritten werden darf.

Wir sollten immer beachten, daß die Gesamtmenge aller verwendeten Duftstoffe 15 % nicht übersteigt! (z.B. auf ca. 85 ml Alkohol nicht mehr als ca. 15 ml Duftmischung geben.)

4. 1.8 Risikotabelle

a) Kopfnoten
Das Gesamtvolumen von Kopfnoten sollte 10% nicht übersteigen!

Anissamen	unter 1 %	Limette, gepresst	3,5 %
Basilikum	unter 1 %	Limette, destilliert	15 %
Bay	10 %	Litsea Cubeba	8 %
Bergamotte	2 %	Mandarine rot	5 %
Cajeput	4 %	Mandarine grün	5 %
Citronella	4 %	Orange	10 %
Clementine	5 %	Pfefferminze	8 %
Dill	4 %	Rosmarin	3 %
Eisenkraut 100%	unter 1 %	Salbei	1 %
Estragon	4 %	Spearmint	4 %
Eukalyptus 85%	8 %	Wacholder	8 %
Eukalyptus citr.	10 %	Wacholderbeere	8 %
Galbanum	4 %	Wiesenkönigin	3 %
Grapefruit	10 %	Ysop	1 %
Kampher	unter 1 %	Zitrone	10 %
Lemongrass	4 %	Zitronenthymian	8 %

b) Herznoten

Das Gesamtvolumen von Herznoten sollte 10 % nicht übersteigen!

Angelikawurzel,	unter 1 %	Muskatellersalbei	8 %
Bergbohnenkraut	unter 1 %	Myrte	4 %
Cardamom	4 %	Narde	4 %
Cassia	unter 1 %	Narzisse Abs. 80%	2 %
Douglasfichte	4 %	Nelkenblätter	5 %
Fenchel süß	unter 1 %	Neroli	4 %
Fichtennadel sibir.	4 %	Oregano	unter 1 %
Ginster Absolue	8 %	Palmarosa	8 %
Ingwer	4 %	Petit Grain	8 %
Iris	3 %	Pfeffer schwarz	1 %
Jasmin Absolue	3 %	Riesentanne	6 %
Kamille blau	4 %	Rose marokk.	4 %
Kamille römisch	4 %	Rose bulgarisch	4 %
Kamille wild	4 %	Rose türkisch	4 %
Koriander	6 %	Rosengeranie	10 %
Kreuzkümmel	1 %	Santolin,	4 %
Lärche	4 %	(Heiligenkraut)	
Latschenkiefer	10 %	Schafgarbe	4 %
Lavandin	5 %	Schopflavendel	6 %
Lavendel fein	16 %	Speiklavendel	8 %
Lavendel extra	16 %	Tea Tree	6 %
Mairose Absolue	2 %	Tuberose	2 %
Majoran	1 %	Weißtanne	10 %
Meerkiefer	10 %	Ylang-Ylang I	10 %
Melisse 100%	2 %	Ylang-Ylang komp.	10 %
Mimose Absolue	2 %	Zimtblätter	8 %
Muskatnuß	unter 1 %	Zimtrinde	unter 1 %
		Zirbelkiefer	10 %
		Zypresse	5 %

c) Basisnoten
Das Gesamtvolumen von Basisnoten sollte 10 % nicht übersteigen!

Benzoe Siam	unter 1 %	Rosenholz	8 %
Cistrose	4 %	Sandelholz	10 %
Eichenmoos (66%)	3 %	Styrax	1 %
Honig (60 %ig)	2 %	Thymian rot	1 %
Immortelle	2 %	Thymian weiß	4 %
Kakaoextrakt	3 %	Tolu	unter 1 %
Karottensamen	4 %	Tonka	unter 1 %
Linaloe	8 %	Vanilleextrakt	10 %
Moschuskörner	1 %	Vetiver	8 %
Myrrhe	8 %	Weihrauch	8 %
Patchouli	10 %	Zeder	8 %

4.2 Die Trägerstoffe

4.2.1 Alkohol

(Weingeist unvergällt 80% - 96 %)

Der derzeit beliebteste Trägerstoff für Parfums (ätherische Öle) ist Alkohol. Die Industrie verwendet meist vergällten (ungenießbar gemachten) Alkohol, da dieser billiger ist. Empfehlenswert wäre auf jeden Fall sich für das selbstgemachte Parfum unvergällten Weingeist zu besorgen. Den gibt es in gut sortierten Fachgeschäften (z.B. Apotheken, Drogerien, einigen Kosmetikgeschäften, ...) in verschiedenen Konzentrationen.

80 %iger bis 96 %iger ist gut verwendbar. Unter 80 % ist die Gefahr, daß das Parfum beim Eingießen der ätherischen Öle „bricht": die vorher braune, rote oder orange . . . Farbe wird plötzlich milchig weiß. Das passiert speziell mit echten ätherischen Ölen häufig, wenn zu viel Wasseranteil im Alkohol ist. Ätherische Öle und Wasser verbinden sich fast gar nicht und so kann es dann noch zusätzlich zu einer Tröpfchenbildung auf der Oberfläche des Parfums kommen.

Im Zweifelsfalle 90 %igen bis 96 %igen Alkohol verwenden.

Die Ansichten, weshalb Wasser dem Alkohol beigemischt werden sollte, gehen ziemlich auseinander.

Einige Parfumeure behaupten, daß dadurch die Aggressivität des Alkohols gemindert wird (Alkohol trocknet die Haut aus).

Ein erfahrener englischer Parfumeur sagte mir einmal, daß dies lächerlich sei, da das Wasser ja auch gleich verdampft und der einzige Grund die Preisersparnis ist, da destilliertes Wasser bekanntlich um einiges billiger ist als Alkohol.

Auch das Beimengen von duftenden Hydrolaten (= das Destillationswasser) ist ähnlich schwierig, da sich auch hier gerne (fast immer) „weiße Wolken" bilden. Wer also in seinem Parfum auch die schön gefärbte und klare Flüssigkeit schätzt, tut anfangs gut daran auf Wasser und Hydrolate beim Mischen zu verzichten.

Profis filtern das Parfum nach 24 Stunden (bei gekühlter Lagerung, 5-0° C), z.B. mit Kieselgur oder Magnesia Carbonica im Faltenfilter und klären damit den Nebel wieder.

In der Industrie - wo sog. entterpenisierte Duftöle verwendet werden - tritt dieses Problem nicht so häufig auf wie bei Naturdüften.

Der Alkohol wird erst am Ende mit der Duftmischung vermengt und beeinflußt den endgültigen Duft nochmals.

(Siehe dazu auch Kapitel 6.4, Seite 117)

4.2.2 Fettes Öl als Basis für Naturparfums

In allen moslemischen Ländern, in denen der Alkoholkonsum offiziell verboten ist, gibt es eine lange Tradition des Einbindens von Duftstoffen in fette Öle.

Da die meisten fetten Öle relativ rasch ranzig werden und oftmals einen hervorstechenden Eigengeruch haben, ist meiner Ansicht nach das empfehlenswerteste Trägeröl für das Parfummischen Jojobaöl. Dieses Öl stammt von einer nußartigen Frucht des Jojobastrauches, der seine Heimat in Mexiko hat. Die Indianer nannten die Pflanze „Chochoba". Jojobaöl ist eigentlich ein flüssiges Wachs und wird aus diesem Grunde nicht ranzig.

Es ist fast geruchlos, hat eine blaßgelbe Farbe, zieht rasch in die Haut ein und hat hervorragende hautpflegende Eigenschaften. Natürlich kann auch jedes andere fette Öl, frei nach Belieben, verwendet werden. Der Vorteil des fetten Öles im Vergleich zu Alkohol ist, daß hier die Haut nicht ausgetrocknet (entfettet), sondern eher gepflegt wird. In den 70er Jahren verkauften viele Alternativ-Läden („Indische Parfümöle"), deren Basis fette Öle waren. Diese „reinen" Naturparfums waren jedoch leider fast alle aus synthetischer Produktion.

4.3 Hilfreiches Zubehör zum Herstellen von Parfums

Porzellanmörser mit Stössel: ist wichtig, um schwer lösliche Duftstoffe (z.b. Eichenmoos) mit den anderen Düften und dem Duftträger (Alkohol oder Öl) zu vermengen.

Riechstreifen: sind dünne Streifen aus Löschpapier. Davon hat jeder Parfumeur einen hohen Verbrauch da jede Zwischenstufe beim Mischen getestet werden muß. Im gut sortierten Duftfachhandel erhältlich.

Pipetten: Sind wichtig, um eine genaue Mengenbestimmung zu erreichen, da die Größe der Pipettentropfen bei den ätherischen Ölen relativ ähnlich ist. Dünnflüssige Öle (z.B. Zitrusöle) lassen sich oft mit den Tropfeinsätzen schlecht dosieren. Normalerweise wird beim Parfummischen in Milligramm gewogen.

Glasmeßbecher mit Schnabel zum Ausgießen: sehr hilfreich zum Vermengen der Duftmischung mit der richtigen Quantität Alkohol oder fettem Öl und zum Einfüllen in die Flacons.

Glasstab: ist praktisch zum Verrühren und zum Einmischen kleiner Mengen von speziellen ätherischen Ölen (z.B. zum Nuancieren).

Leere Glasfläschchen 5 ml, 10ml, 20 ml: sind für ganz viele Zwecke wichtig; z.B. beim Herstellen von Verdünnungen, Grundmischungen, Probemischungen, Basismustern,...

Leere Etiketten für die Fläschchen zum Beschriften: es ist empfehlenswert, jede abgefüllte Mischung mit eindeutigen Nummern zu versehen, deren genauere Beschreibung wir im Notizbuch festhalten.

Notizbuch für Rezepte: das genaue Aufzeichnen der Arbeitsvorgänge beim Mischen ist enorm wichtig für das Gelingen des Kunstwerkes, zum Lernen und für späteres Korrigieren oder Nachmischen.

Pumpzerstäuberflaschen: gibt es in unzähligen Ausführungen und Preisklassen z.B. in Parfumeriegeschäften. Die praktischste Art Parfum abzufüllen!

Glasflacons mit Glaspfropfen (eingeschliffen): sind die traditionellste und schönste Art Parfums aufzubewahren.

5. Beurteilen und Auswählen von Düften

Parfumherstellung erfordert etwas Zeit und Geduld. Es ist wie beim Erlernen einer anderen musischen Sparte wie malen, tanzen, dichten oder musizieren. Erst muß die Technik beherrscht werden, gewisse Grundregeln befolgt und auch die Wirkung auf sich selbst und andere erforscht werden.

Später, wenn Technik, Erfahrung und Vorstellungsvermögen ein gewisses Niveau erreicht haben, können wir unserer Kreativität freien Lauf lassen!

Auf unserer Abenteuerreise durch die geheimnisvolle Welt der Düfte kann uns die „Duftkarte" mit ihren Duftkoordinaten sehr hilfreich zur Seite stehen.

5. 1 Duftkoordinaten

Die Duftkoordinaten ergeben sich aus zwei Achsen:

5. 1.1 Die Duftachse - Profilbeschreibung

Man könnte anstelle von Duftachse auch Profilbeschreibung der Duftqualität sagen. Ohne ein Duftprofil oder eine Duftvision, können wir kein gutes Parfum kreieren. Da wir in unserer Kultur bis jetzt nur wenig Achtsamkeit für unseren Duftsinn verwendet haben, ist unser Vorstellungsvermögen und unsere Begriffsbildung mit Düften normalerweise sehr begrenzt.

Um sich Düfte besser einzuprägen und um Zuordnungen exakter beschreiben zu können, legt man eine besondere Bewertungsskala an. Die
Begriffe und Schemata der Duftskalen unterscheiden sich von Parfumeur
zu Parfumeur. Es soll hier nur eine ganz einfache und nachvollziehbare
Übersicht vorgeführt werden.

Anfangs empfiehlt es sich - um unsere eigene Duftwahrnehmung und
-vorstellung zu trainieren - für jeden unserer verwendeten Düfte eine
Profilbeschreibung anzulegen.

Die Durchführung ist recht einfach:

Zuerst geben wir etwas Duft auf einen Riechstreifen, lassen ihn kurz
einwirken, beschnuppern denselben dann eingehend, bewerten seine
Duftqualitäten nach den weiter unten angegebenen Kriterien auf einer
Skala 1 - 5.

> 1 = schwach ausgeprägt
>
> 5 = stark ausgeprägt

Später, wenn wir für uns oder jemand anderen ein Parfum mischen
möchten, tragen wir in die Profilbeschreibung die Wünsche ein, die
wir mit dem Parfum erfüllt sehen möchten und wählen dafür auch
passende Düfte aus. Profis riechen den Duft am selben Riechstreifen
sofort, nach ca. 30 Minuten, nach 2-4 Stunden, und nach ca. einem
Tag, um das Duftprofil im ganzen Verduftungsprozeß exakt erkennen
und beschreiben zu können.

Profilbeschreibung für ätherische Öle

Farben des Duftes: rot, grün, blau, gelb, braun, andere:

angenehm   **unangenehm**   **neutral**

1   2   3   4   5   1   2   3   4   5   1   2   3   4   5

Profilbeschreibung für Düfte
oder gewünschtes Parfum
(es müssen nicht alle Attribute auf einen Duft zutreffen!)

Duftqualität:	1	2	3	4	5
frisch					
beruhigend					
schwül					
narkotisch					
erogen					
exaltierend					
stimulierend					
geheimnisvoll					
klar					
stechend					
fäkalisch					
warm					
kühl					
schwer					
tabakartig					
balsamisch					
pudrig					

Profilbeschreibung für Düfte
oder gewünschtes Parfum
(es müssen nicht alle Attribute auf einen Duft zutreffen!)

Duftqualität:	1	2	3	4	5
nussig					
würzig					
blumig					
buttrig					
fruchtig					
zimtig					
rauchig					
trocken-staubig					
süß					
weich					
vanillig					
honigartig					
karamellig					
herb					
erdig					
animalisch					
moosig					
minzig					
harzig					
faulig					
schweißig					
narkotisch					

Nun ist es an der Zeit die zweite Duftachse festzulegen:

5.1.2 Die Zeitachse - Duftentfaltung

Da sich jedes ätherische Öl unterschiedlich rasch entfaltet und verändert, ist es wichtig auch diesen Aspekt beim Mischen zu berücksichtigen. In der Parfumerie spricht man von:

a) Kopfnoten oder Spitzennoten, die sich gleich beim Auftragen entfalten und max. 20 min. lang den Hauptduft ausmachen.

b) Herznoten, Bouquetnoten oder Coeurs, die bis 4 Stunden intensiv wirken und das Herzstück jeder Duftmischung bilden.

c) Basisnoten oder Fondnoten die darüberhinaus noch wirken (6 Stunden oder länger) und die Endabrundung des Parfums ergeben.

d) Die Fixativnote: Ein Fixativ soll die anderen Düfte in ihrer Wirkung verstärken und abrunden. Dies sind immer sehr schwere Noten. Üblicherweise werden hierfür Duftnoten der Tiere oder synthetische Nachbauten (auch wenn sie nicht gleich wirken!) dieser Duftstoffe eingesetzt z.B. Castoreum (Bibergeil), Zibet, Moschus, Amber.

Ein Tierliebhaber wird auf diese Düfte verzichten und so bleiben ihm nur der *Hibiscus abelmoschus* (Moschuskörneröl), als echte Fixierungsnote übrig. Zur Not kann auch Sandelholz eingesetzt werden. Die Duftentfaltung unseres Parfums wird also von dem Mengenverhältnis abhängen, in dem die verschiedenen Duftnoten eingesetzt werden.

Unser fertiges Parfum wird nach der Fertigstellung auf 4 Duftqualitätskriterien hin geprüft:

a) Duftausstrahlung beim schnuppern an dem Flacon.

b) Duftentfaltung auf unserer Haut in den verschiedenen Zeitphasen.

c) Wirkung des Parfums auf die Umgebung.

d) Gesamteindruck und -wirkung auf den (oder die) Träger(in) des Duftes.

5.1.3 Übersicht der Duftkoordinaten

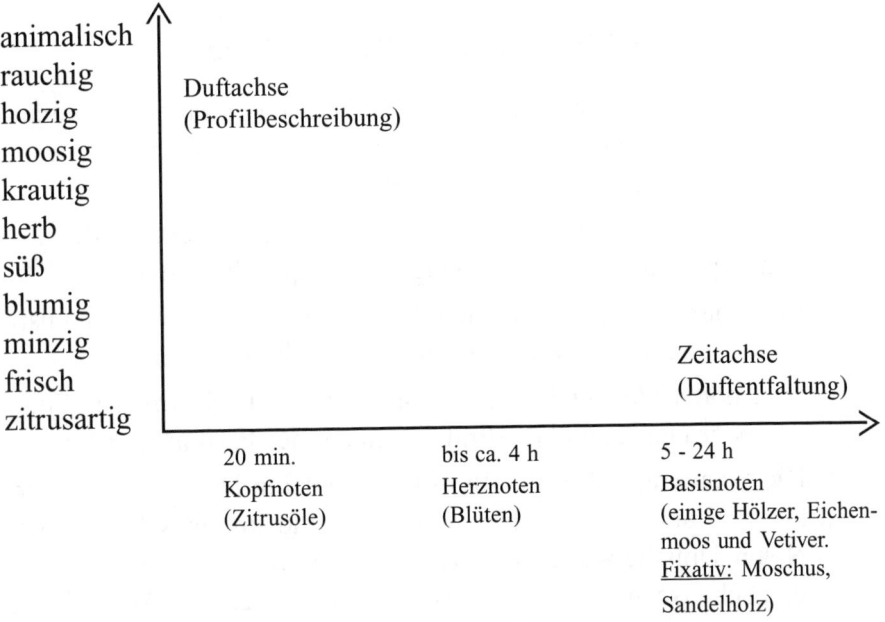

animalisch
rauchig
holzig
moosig
krautig
herb
süß
blumig
minzig
frisch
zitrusartig

Duftachse
(Profilbeschreibung)

Zeitachse
(Duftentfaltung)

20 min.	bis ca. 4 h	5 - 24 h
Kopfnoten	Herznoten	Basisnoten
(Zitrusöle)	(Blüten)	(einige Hölzer, Eichen-moos und Vetiver. Fixativ: Moschus, Sandelholz)

Bei Frauenparfums entscheidet man sich häufig für blumige Noten mit einem Beiduft: z.B.

- blumig - frisch
- blumig - fruchtig
- blumig - orientalisch: warm holzig
- frisch blumig - holzig moosig
- blumig - frisch holzig

Bei Herrenparfums sind moosige, holzige, würzig-frische Duftnoten stärker im Vordergrund: z.B.

- holzig - würzig - leicht blumig
- tabakartig - frisch aromatisch - warm (z.B. mit Lavendel)

Blumennoten werden hier viel vorsichtiger dosiert, als bei den Frauen-parfums!

98

5.1.4 Praktische Umsetzung

Wenn wir die Duftrichtung (Duftkoordinaten) für unsere Duftreise geklärt haben, wählen wir uns ca. 6-9 Düfte aus, die auf diese Beschreibung passen und die uns auch vom Duft her zusagen.

Es ist empfehlenswert sich hier schon eine Einteilung nach Kopf-, Herz- und Basisnoten zu machen: z.B.

		Tropfen für Grundmischung
Kopfnote =	Zitrone	10
	Limette	6
Herznote =	Lavendel	2
	Jasmin	1
Basisnote =	Zeder	3
	Sandelholz	5
	Tolu	1

Aus diesen Duftnoten fertigen wir eine Grundmischung an, die wir dann später mit weiteren - geringer dosierten Düften - vervollständigen und abrunden können.

Ein normaler Parfumeur mischt viel mehr Duftstoffe zusammen. Dreißig bis sechzig Aromen sind da keine Seltenheit. Da es dann aber zum Teil um winzige Mengen geht und jedes kleine Detail den Endduft stark beeinflussen kann, ist es am Anfang nicht ratsam, mit so vielen Komponenten zu experimentieren.

Erst, wenn sich eine eigene Vorstellungskraft zu den einzelnen Düften entwickelt hat, können mehr Duftnoten stilvoll und systematisch richtig eingesetzt werden.

6-9 Grundmischungsöle und 3-6 Zusatzdüfte, die man auch zum „Nuancieren" verwenden kann, wären eine sinnvolle Anzahl für unsere ersten Lernprozesse.

5.2 Düfte für verschiedene Anlässe, Situationen oder Zwecke

Über die Duftrichtung hinaus - welches der übliche Ansatz der Parfumeure ist - kann ich mir noch einige Fragen über die Wünsche für mein Parfum beantworten:

a) **Soll es tagsüber oder abends getragen werden?**
Tagesparfums sind meistens frischer und leichter als Düfte, die abends verwendet werden.

b) **Für welche Jahreszeit ist das Parfum bestimmt?**
Da jede Jahreszeit ihre besonderen, charakteristischen Düfte und Wirkungen auf uns hat, ist es sicherlich wertvoll auch hier in der bewußten Duftwahl darauf einzugehen. Hierbei kann das Verständnis der 4 Elemente, welche weiter unten, im Kapitel 5.3 näher erläutert werden, eine große Hilfe sein.

c) **Ist eine neutrale oder erotische, geheimnisvolle oder direkte, intensive oder dezente Ausstrahlung gewünscht?**
Die Antwort auf diese Fragen wird beim Umsetzen unsere ganze Kreativität erfordern.

d) **Welcher Typ bin ich, welcher Typ möchte ich sein, was möchte ich verstärken oder harmonisieren?**
Die traditionelle Alchemie hat z.B. jede Salbung immer auf den speziellen Charakter des einzelnen abgestimmt. Beim modernen Parfum wird dieser Aspekt „ad absurdum" geführt, da jeder Duft für ein Millionenpublikum geschaffen wird. Individualität ist heute nur eine Farce.

Das Beantworten dieser essentiellen Fragen führt uns an unsere momentane, psychische und physische Konstitution heran. Das Reflektieren darüber wird uns auch ein tieferes Verständnis über uns selbst und unsere vielfältigen Beziehungen zu unserer Umwelt vermitteln. Dieser unbegrenzte Lernprozeß ist für mich gerade das Herzstück des Parfummischens, der uns weitere faszinierende Erlebniswelten erschließen kann. Um hierfür einen Kompaß zu vermitteln wird im nächsten Kapitel die Vier-Elemente- und Charakterlehre kurz beleuchtet.

5.3 Die 4 Elemente und die 4 Charaktertypen

Diese Einteilung birgt in sich keine absolute Wahrheit! Sie ist nur eine Einteilungsmöglichkeit, die ich im folgenden auf meine Weise definieren werde. Es ist wichtig dies zu bedenken, da es heute sehr viele verschiedene Schulen gibt, die im Detail zu anderen Definitionen und Schlüssen kommen. Für den Anwender ist immer nur entscheidend, ob er seine Technik wirklich versteht und sie zu seinem Wesen paßt. In der europäischen Tradition hat sich diese hier beschriebene Lehre bis heute erhalten.

Die 4 Elemente bedeuten:

    1. Erde
    2. Wasser
    3. Luft
    4. Feuer

Es gibt auch ein „Geheimelement", die „quinta essenza" (fünftes Element), welches auch ätherisches Element genannt wird. Man verwendet es meist um den feineren Charakter zu bestimmen, oder für ätherische Öle allgemein.

Diese Einteilung läßt sich nicht analog zu den 5 chinesischen Elementen verwenden, da sie auf andere Grundgedanken zurückgreift.

Unser Bezug dazu ist schon deshalb recht stark, da jedes der bei uns üblichen Sternzeichen einem dieser 4 Elemente zugeordnet wird.

Zum praktischen Anwenden der 4 Elemente ist es wichtig, daß wir folgendes beachten:

a) Die Angabe eines zweiten Elementes hinter dem Hauptelement gibt an, in welche Richtung dieses Öl noch zusätzlich tendiert. Dies ist auch bei allen Diagnosen ein wesentlicher Punkt. Kein Mensch wird ausschließlich von einem Element beherrscht; vielmehr setzt sich unser Körper aus allen Elementen zusammen. Nur die Proportionen stimmen in vielen Fällen nicht ganz.

b) Meistens wird mit Gegensätzen harmonisiert:
Feuer „verdampft" Wasser (aktivierend)
Wasser „löscht" Feuer (dämpfend)

Erde „beschwert" Luft (stabilisierend)
Luft „lockert" die Erde (bewegend)

Ein extremer Gegensatz wirkt oft zu aggressiv.

Es gibt: zwei aktive Elemente: Feuer, Luft
            und
            zwei passive Elemente: Erde, Wasser.

c) Jeder Aspekt muß für sich selbst betrachtet und individuell bewertet werden. Z.B. nicht jeder Widder (=Feuer-Typ) hat einen drahtigen Körperbau.

Die Auswertung aller Aspekte im Gesamten wird uns zeigen, welche Elementequalitäten vorherrschen. Darüberhinaus müssen die persönlichen Wünsche miteinbezogen werden.

Was möchte ich verstärken, was soll gedämpft werden?

Das Miteinbeziehen der Elementelehre verschafft uns ein umfassenderes inneres Bild der Wirkung der verschiedenen ätherischen Öle und kann für den „Feinschliff" einer Duftmischung herangezogen werden. Mit Tierkreiszeichen zu arbeiten erfordert ein sehr hohes astrologisches Verständnis und kann leicht zu einseitigen Duftmischungen führen, darum wurden sie hier nicht näher erläutert.

Am Anfang mag dieses 5. Kapitel als sehr kompliziert und undurchsichtig erscheinen. Ich wollte damit nur einige Techniken aufzeigen, die wir als Stütze verwenden können, bis wir gelernt haben, die Düfte wie auch die Menschen in Bildern wahrzunehmen. Um die komplexen Effekte, die entstehen, wenn wir mehrere dieser „Bilder" miteinander verbinden, besser zu verstehen, ist dieses Einteilungssystem sehr hilfreich.

Das rein intuitive Arbeiten mit Düften werden nur ganz wenige Genies sofort beherrschen, wie z.B. der Hauptdarsteller Grenouille in dem Buch „Das Parfüm" von *Patrick Süßkind*.

Die übersichtliche Beschreibung der verschiedenen Eigenschaften der Elemente im Detail:

5.3.1 Luft

Charakter: Sanguiniker

Eigenschaften:

kühl	flexibel	opportunistisch	erfinderisch
leicht	geistig	zerstreut	ohne Ausdauer
aktiv	klar	phantasievoll	unzuverlässig
lustig	schnell	labil	unstet

Jahreszeit: Frühjahr

Lebensphase: 1. - 21. Jahr

Farbe: gelb

Sternzeichen: Wassermann, Zwillinge, Waage

Körperbau: feingliedrig, zart, hochgewachsen

Ätherisches Öl: angegeben mit zweitem Richtungselement:

Bergamotte .... Luft / Feuer
Cajeput .... Luft / Feuer
Citronella .... Luft / Wasser
Clementine .... Luft / Feuer
Dill .... Luft / Feuer
Eisenkraut 30%/100% .... Luft / Wasser
Eukalyptus citriodora .... Luft / Feuer
Eukalyptus glob. .... Luft / Feuer
Grapefruit .... Luft / Luft
Lavendel hybr. .... Luft / Luft
Lavendel fein .... Luft / Luft
Lavendel extra .... Luft / Wasser
Lemongrass .... Luft / Feuer
Limette .... Luft / Erde
Mandarine .... Luft / Feuer
Minzspitzen .... Luft / Feuer
Katzenminze .... Luft / Feuer
Spearmint .... Luft / Feuer
Muskatellersalbei .... Luft / Feuer
Myrte .... Luft / Wasser
Neroli sizilianisch .... Luft / Feuer
Neroli marokk. .... Luft / Feuer
Orange .... Luft / Feuer
Petit Grain .... Luft / Feuer / Erde
Schopflavendel .... Luft / Wasser
Speiklavendel .... Luft / Feuer
Tea Tree .... Luft / Feuer / Erde
Zitrone .... Luft / Luft

5.3.2 Feuer

Charakter: Choleriker

Eigenschaften:

heiß	hell	mitreißend	selbstbewußt
energisch	autoritär	expansiv	hitzig
aktiv	unvorsichtig	charismatisch	rücksichtslos
			leidenschaftlich

Jahreszeit: Sommer

Lebensphase: 22. - 42. Jahr

Farbe: rot, orange

Sternzeichen: Widder, Löwe, Schütze

Körperbau: drahtig, sehnig, dynamisch

Ätherisches Öl: angegeben mit zweitem Richtungselement

Anis	Feuer / Wasser
Basilikum	Feuer / Erde
Bohnenkraut	Feuer / Erde
Cassia	Feuer / Feuer
Ingwer	Feuer / Feuer
Kampher	Feuer / Luft
Majoran	Feuer / Luft
Mimose	Feuer / Wasser
Oregano	Feuer / Erde
Rosmarin	Feuer / Erde
Santolin	Feuer / Erde
Thymian	Feuer / Feuer
Wacholder	Feuer / Erde
Weihrauch	Feuer / Luft
Wiesenkönigin	Feuer / Erde
Ysop	Feuer / Luft
Zimtblätter	Feuer / Erde
Zimtrinde	Feuer / Erde

5.3.3 Erde

Charakter: Melancholiker

Eigenschaften:

trocken	sachlich	realistisch	dogmatisch
beständig	unflexibel	materialistisch	berechnend
passiv	pedantisch	ausnutzend	schwermütig
gründlich	geradlinig	langsam	vorsichtig

Jahreszeit: Herbst

Lebensphase: 43. - 63. Jahr

Farbe: grün, braun

Sternzeichen: Steinbock, Stier, Jungfrau

Körperbau: fest, unflexibel, kompakt

Ätherisches Öl: angegeben mit zweitem Richtungselement

Bay	Erde / Feuer
Cardamom	Erde / Feuer
Cistrose	Erde / Feuer
Douglasie	Erde / Luft
Eichenmoos	Erde / Wasser
Estragon	Erde / Feuer
Fenchel	Erde / Feuer
Fichtennadel	Erde / Luft
Galbanum	Erde / Feuer
Honigessenz	Erde / Wasser
Immortelle	Erde / Feuer
Karotte	Erde / Wasser
Koriander	Erde / Feuer
Kreuzkümmel	Erde / Feuer
Lärche	Erde / Luft
Latschenkiefer	Erde / Luft
Meerkiefer	Erde / Luft

Moschuskörner .... Erde / Feuer
Muskatnuß .... Erde / Feuer
Myrrhe .... Erde / Luft
Narde .... Erde / Feuer
Nelke .... Erde / Feuer
Patchouli .... Erde / Wasser
Pfeffer .... Erde / Feuer
Rosenholz .... Erde / Wasser
Sandelholz .... Erde / Feuer
Schafgarbe .... Erde / Wasser
Styrax .... Erde / Wasser
Tolu .... Erde / Wasser
Tonka .... Erde / Wasser
Vetiver .... Erde / Erde
Weißtanne .... Erde / Feuer
Zeder .... Erde / Feuer
Zirbelkiefer .... Erde / Feuer
Zypresse .... Erde / Feuer

5.3.4 Wasser

Charakter: Phlegmatiker

Eigenschaften:

anpassungsfähig	träumerisch	gefühlslabil	feucht
friedfertig	unselbständig	hingebungsvoll	ruhig
empfindsam	unfassbar	verinnerlicht	passiv
			faul

Jahreszeit: Winter

Lebensphase: 64. - 84. Lebensjahr

Farbe: blau

Sternzeichen: Fische, Krebs, Skorpion

Körperbau: weich, rundlich

Ätherisches Öl: mit einem zweitem Richtungselement:

Angelikawurzel	Wasser / Erde
Benzoe	Wasser / Erde
Geranie	Wasser / Erde
Ginster	Wasser / Feuer
Iris	Wasser / Erde / Luft
Jasmin	Wasser / Erde
Kakao	Wasser / Erde
Kamille blau	Wasser / Feuer
Kamille römisch	Wasser / Feuer
Kamille wild	Wasser / Feuer
Melisse 100 %	Wasser / Feuer
Narzisse	Wasser / Erde
Palmarosa	Wasser / Luft
Rose	Wasser / Erde
Salbei	Wasser / Feuer
Tuberose	Wasser / Feuer
Vanille	Wasser / Erde
Ylang-Ylang	Wasser / Erde

6. Die Stufen der Herstellung - Mischtechnik

Man kann 1000 Seiten über das Mischen von Parfums schreiben, aber erst die praktische Erfahrung von Eigenkompositionen verschafft uns die notwendige Vorstellung davon, wie bestimmte Düfte miteinander reagieren und harmonieren.

Wichtig ist: was dem einen paßt, muß längst nicht jedem gefallen! Es gibt auch keine zwingenden Gesetze, was gemacht werden darf und was nicht.

Die ursprüngliche Tadition hat jedoch nie zu viele Duftnoten auf einmal verwendet. So entstehen einfache, relativ klare Duftverbindungen deren Wirkung noch irgendwie überblickt werden kann. Speziell für den Anfänger ist dies vorteilhaft. In den modernen Mischungen, wo oft hunderte Bausteine - synthetische und ein paar echte, aber veränderte Duftnoten - enthalten sind, erlebe ich meist nur eine erdrückende, anstrengende, unnatürliche Chaotik.

Für die heutige „Techno"-Generation wecken diese metallischen und chemischen Duftnoten vielleicht vertraute Assoziationen - harmonisch oder hintergründig kann man solche Parfums sicher nicht bezeichnen.

Interessant für mich ist nur, daß derzeit normale Küchendüfte wieder stark gefragt sind (z.B. Vanille, Koriander, Cardamom, ...) - also bodenständige Gerüche, um sich heimelig zu fühlen. Die Amerikaner sprechen vom sog. „Nuzzle" = Kuscheleffekt.

Da wir nun bald zur Praxis kommen, möchte ich an dieser Stelle zwei Ratschläge mit auf den Weg geben:

1. Ein englisches Sprichwort sagt:

If you are failing to plan
you are planning to fail

was soviel bedeutet wie:

wer beim Planen versagt, der plant das Versagen.

Für unsere Arbeit bedeutet dies, daß wir alle Vorgänge nach einem Plan durchführen sollten, mit genauen Rezeptangaben, Ergebnisbewertung, Datum und Ort.

2. Immer so einfach arbeiten wie möglich.
    Die Dinge werden immer komplizierter als wir erwarten! Dies bedeutet, z.B. lieber mit wenig Düften beginnen und sich die anderen Düfte für den Feinschliff reservieren.

Beispiel:		Tropfen auf 9 ml Alkohol oder Jojobaöl:
Kopfnote:	1.Grapefruit	8
	2. Orange	5
Herznote:	1. Mairose	2
	2. Jasmin	1
Basisnote:	1. Sandelholz	5
	2. Tolu	2

Wobei die Nr. 1 immer höher dosiert wird (z.B. 2 : 1) als die Nr. 2!
Danach können noch 3 - 6 Düfte insgesamt zum Abrunden hinzugezogen werden. (Siehe auch 6.2.1 - „Techniken zum Abrunden", Seite 114)
  Am Anfang sollten in der gesamten Mischung nicht mehr als 7-15 verschiedene Duftnoten zur Anwendung kommen!

6.1 Empfehlungen zur Dosierung von Duftstoffen in Parfums

Von Parfumeur zu Parfumeur schwanken auch hier die angegebenen Mengen. Hier sind Mittelwerte angegeben.

Übliche Bezeichnung:	Konzentration an äth. Ölen:	Alkohol in Prozent:
Extrakt	bis 30 %	90 - 96
Parfum	15 - 25 %	90 - 96
Eau de Parfum	12 - 15 %	85 - 90
Eau de Toilette	8 - 12 %	85 - 90
Kölnisch Wasser	4 - 8 %	ca. 80
Splash Cologne	1 - 4 %	ca. 80

Anhand dieser Tabelle können wir uns für die Art und Intensität unserer Duftmischung entscheiden und dann eine passende Zusammenstellung wählen.

Wenn wir unseren Trägerstoff - Alkohol oder fettes Öl - gewählt haben, interessieren uns also beim nächsten Schritt jene ca. 10 - 15 % an äth. Ölen, die wir als Duftmischung zusetzen wollen. Höhere Konzentrationen an äth. Ölen würde ich nicht unbedingt empfehlen!

Das Mischen ist das Kernstück unserer Arbeit, in der wir unser technisches Verständnis, unsere Erfahrung und unsere Kreativität immer wieder voll ausloten müssen.

Anhand der nun aufgelisteten Mengenbeispiele können die ersten Übungsversuche ausprobiert werden. Diese „Basismischungen" werden zuerst ohne Alkohol oder fettes Öl hergestellt! Sehr zähflüssige Duftstoffe können in einigen Tropfen Alkohol oder fettem Öl im Porzellanmörser verflüssigt werden.

Beispiele zur Übung:

Richtiges Dosieren nach der Dreiheit

Δ = Kopfnote	Anteile in % vom Gesamtvolumen	Tropfen auf 9 ml Trägersubstanz
Bergamotte		
Eisenkraut		
Grapefruit		ca. 2 - 3 Sorten
Litsea Cubeba	6 - 10 %	á 3 - 8 Tropfen;
Mandarine		max. 15 Tropfen
Orange		
Zitrone		

○ = Herznote		
Cassia		
Kamille römisch		
Kamille wild		
Kiefern		
Lavendel		ca. 2 - 3 Sorten
Melisse	1 - 5 %	á 1 - 3 Tropfen,
Muskatellersalbei		max. 6 Tropfen
Neroli		
Rose		
Weißtanne		
Zimt		

□ = Basisnote		
Benzoe		
Eisenkraut		
Rosenholz		
Sandelholz		ca. 2 - 3 Sorten
Styrax	3 - 8 %	á 1 - 3 Tropfen,
Tolu		max. 10 Tropfen
Tonka		
Vanille		
Zeder		

Auf 10 ml Alkohol oder Jojobaöl ca. 25-30 Tropfen ätherische Öle insgesamt.

Diese Mischungsempfehlung geht von 10 % (= Eau de Toilette) bis 23 % (starkes Parfum) und kann sich natürlich auch verschieben. Je höher der Prozentanteil an ätherischen Ölen ist, um so größer wird auch das Risiko der unerwünschten Nebenwirkungen.

Werden unpassende Öle zu hoch dosiert, können dabei Reizungen oder Sensibilisierungen der Haut hervorgerufen werden. Auch toxische Wirkungen können an der Haut, den Nerven oder der Leber entstehen - nur bei monatelanger, intensiver Anwendung (mehrmaliges Auftragen) desselben hochkonzentrierten Parfums!

So ist es meiner Ansicht nach vollkommen ausreichend, bis maximal 15 % ätherischen Öle Anteil zu dosieren. Je mehr verschiedene Duftstoffe verwendet werden, umso geringer wird normalerweise das Risiko. Deshalb ist es nicht so gut, weniger als 6 Komponenten einzusetzen - die Hauptinhaltstoffe sind dann breiter gestreut - da sie von Duft zu Duft unterschiedlich sind.

(Siehe hierzu auch das Kapitel 4.1.6 „Risiken beim Mischen", S. 84)

6.2 Der Aufbau

<u>Das harmonische Parfum:</u>

Herstellungsskizze

a) Man setzt zuerst die Basisnoten zusammen (2 - 3 Düfte)

<u>z.B.:</u>

Sandelholz	□	mit dem Riechstreifen prüfen, ob
Zeder		der Duft paßt

b) Dann mischt man die Herznoten dazu (1 - 3 Düfte)

<u>z.B.:</u>

Jasmin	□ + ○ = ⊖	erneut mit Riechstreifen kontrol-
Lavendel		lieren, ob die Duftnoten in ihrer
		Intensität zueinander passen

c) Anschließend gibt man die Kopfnoten ins Parfum (1 - 3 Düfte)

z.B.:

Zitrone

Orange

$$\text{⊟} + \triangle = \text{⊟}$$

Hier ist es empfehlenswert ausgiebig am Riechstreifen zu schnuppern und eine Duftprofilbeschreibung anzulegen.

Danach kann diese mit unseren Duftwünschen(koordinaten) verglichen und ggf. korrigiert werden. (siehe Kap. 5.1.1, „Die Duftachse-Profilbeschreibung", S.93)

6.2.1 Techniken zum Abrunden

Je nachdem, was uns als unharmonisch und unpassend auffällt, können wir beim Abrunden einige Wege zum Optimieren des Dufteindrucks beschreiten:

6.2.1.1 Verdoppelungstechnik

Eine Note (meistens die Herznote) wirkt zu aufdringlich: Der Duft ist zu frisch, blumig, schwer, narkotisch, herb, ...

Möglich ist die Verdoppelungstechnik:

Es werden alle anderen Inhaltsstoffe - außer dem/den hervorstechenden Duft/Düften - in ihrem Volumen verdoppelt. Oft genügt dieser Eingriff um einen überdosierten Duft zu mildern, da die nunmehr halbierte Menge eine viel dezentere Wirkung hat.

6.2.1.2 Brückentechnik

Der Gesamteindruck des Duftes ist unharmonisch.

Die Kopfnoten finden keine Anbindung an die Herznote oder die Herznoten keinen Weg zur Basisnote.

In dieser Situation ist es fast immer erfolgversprechend passende „Brückendüfte" mit einzusetzen:

z.b. zur Anbindung der Herznote an die Kopfnote:

Kiefern, Fichte, Douglasfichte, Weißtanne	= holzig
Myrte, Palmarosa	= blumig frisch
Muskatellersalbei, Lavendel	= krautig frisch
Orange, Mandarine, manchmal auch Grapefruit	= fruchtig frisch leicht süß
Melisse (nur sehr gering dosieren!)	= krautig frisch
Eisenkraut (nur sehr gering dosieren!)	= zitrusartig

Zur Verbindung mit der Basisnote kann sehr gut verwendet werden:

Vanille, Tolu, Benzoe, Styrax	= schwer, süßlich, vanillig
Sandelholz	= holzig, warm, mild
Eichenmoos	= herb, moosig
Zeder	= holzig, warm, schwer

Ein Duft der sich von der Kopfnote bis zur Basisnote durchzieht ist **Kakao**, auch er ist in einigen Fällen zum „Brückenschlagen" geeignet. Auch Galbanum kann - nur in Verdünnungen, weil sehr intensiv - hilfreich sein.

6.2.1.3 Fixation und Nuancierung

Die hergestellte Mischung wirkt fade, ohne Kontraste:

a) Fixative - zum Verstärken, der schon verwendeten Düfte nimmt man: Moschuskörneröl oder Sandelholz.
Vorsicht! Moschusöl darf nur gering dosiert werden. Es ist sehr intensiv.

b) Verdünnungen zum Nuancieren:
Um neue Duftaspekte einzubauen, Kontraste zu schaffen oder bestimmte Verstärker einzusetzen verwenden wir Verdünnungen von intensiven Duftnoten; z.B. Iris, Vetiver, Galbanum, Ginster, Tuberose, Patchouli oder Gewürzen (Cardamom, Estragon, Thymian, ...)
Mit diesen ganz kleinen Mengen spezieller Duftnoten können wir feine, zarte Duftnuancen einbauen, die in unserer Duftmischung den „Feinschliff" ausmachen.

Rezept: zum Strecken = Verdünnen der Düfte verwenden wir entweder Weingeist (90 - 96 %) oder Jojobaöl, je nachdem, ob wir alkoholische oder fette Parfums bevorzugen.
   Wir geben auf 10 Tropfen Duftöl 100 Tropfen der Strecksubstanz (Alkohol oder fettes Öl).
   Z.B.: 10 Tropfen Ginster und 100 Tropfen Weingeist gut verschüttelt. So erhalten wir eine Lösung 1:10 mit der wir viel dezenter dosieren können.

6.3 Das Rasten der Mischung

Wenn wir unsere Duftnoten zusammengemischt und Unebenheiten ausgeglichen haben, dann füllen wir das „Kunstwerk" in eine kleine, dicht verschließbare Flasche und lassen unsere Mischung für eine Nacht ruhen. Am besten lagern wir die Mischung an einem kühlen Ort. (Keller oder Kühlschrank; 5° - 0° C wären ideal.)
   Am nächsten Tag überprüfen wir die Duftqualität mit Riechstreifen und werden feststellen, daß sich die Mischung verändert hat.
Das Anlegen eines Duftprofiles kann sehr hilfreich sein, besonders dann, wenn der neue Duft nicht mehr ganz in unsere Duftvision paßt. Zum Angleichen an unsere Wünsche gehen wir vor, wie in Kapitel 6.2.1 beschrieben.

Um ganz sicher zu gehen, kann es von Vorteil sein, unser verbessertes Werk nochmals rasten zu lassen.

Es ist nicht ratsam, die reine Duftmischung auf die Haut aufzutragen, auch nicht für Testzwecke!

Danach beginnt ein neues Abenteuer:
Wir vermengen die Duftmischung mit unserer Trägersubstanz.

6.4 Parfummischen mit Alkohol oder fettem Öl

Hierzu benötigen wir:

a)   Fettes Öl, am besten Jojobaöl oder Weingeist 80 - 96%,

b)   einen Meßbecher oder einige 10 ml Fläschchen zum genauen dosieren,

c)   einen gut verschließbaren Flacon (oder mehrere) in dem wir das Endprodukt später aufbewahren wollen,

d)   unsere nunmehr fast vollendete Duftmischung. Bitte genau feststellen, wieviel Milliliter an reinem Duftöl wir gemischt haben! Wenn wir z.B. 10 ml reine Duftmischung haben, wird sie mit ca. 85 ml Jojobaöl bzw. Alkohol vermengt. Das entspricht einer ca. 15 %igen Konzentration von Duftölen in dem Endprodukt. Sind alle notwendigen Teile beisammen, gießen wir unsere Duftölmischung in das fette Öl oder den Alkohol und verrühren oder verschütteln die ganze Mischung sehr sorgfältig.

Unter Umständen - bei einer nicht optimal aufgelösten Duftmischung - ist es praktisch, das Vermischen in unserem Porzellanmörser mit dem Porzellanstössel vorzunehmen.

Falls wir auch einige Kosmetikprodukte mit unserer Duftmischung parfümieren möchten, sollten wir eine ausreichende Menge hierfür ohne Trägersubstanz reservieren und gut verschlossen aufbewahren. (Siehe auch Kapitel 8.2, Kosmetikteil).

Nicht vergessen, jede Flasche zu etikettieren und korrekt zu beschriften. Am besten noch zusätzlich im Notizbuch vermerken!

Wenn wir dann unser „fertiges" Parfum am Riechstreifen beschnuppern, werden wir merken, daß es sich schon wieder verändert hat. Während das fette Öl die Düfte etwas schwerer wirken läßt, macht sie der Alkohol leichter. Wieder kann es notwendig sein, daß wir mit Hilfe unseres Wunschduftprofiles eine weitere Korrektur vornehmen.

Doch bevor wir unsere Duftorgel von neuem öffnen, sollten wir einen ersten Versuch wagen, wie sich der Duft auf unserer Haut entfaltet.

Hier kann es gelegentlich große Enttäuschungen geben. Süße, herbe oder blumige Noten, die wir an unserem Parfum so sehr lieben, werden von unserer Haut einfach „verschluckt". Der Duft riecht an uns ganz anders als am Riechstreifen und schon gar nicht wie erwartet. (Siehe hierzu auch Kapitel 5.1.2 „Duftentfaltung", Seite 97)

Meistens läßt sich dieser Schönheitsfehler durch richtiges Nachmischen beheben, aber in einigen Fällen müssen wir uns mit einem Kompromiß zufriedengeben, da sonst die Mischung „entartet"; wenn wir beispielsweise bereits zu viele Duftnoten in unserer Mischung haben.

Spätestens hier werden wir heilfroh sein, wenn wir unser ganzes Rezepturprocedere genau notiert haben, sonst läßt sich die Dosierung nicht mehr überdenken.

Das Harmonisieren einer Duftmischung ohne Rezeptur ist ein „Blindflug" und gelingt selbst erfahrenen „Nasen" nur selten.

Hat unser Parfum endlich seine Idealnote gefunden, sollten wir es noch 3-7 Tage ruhen lassen und dann dezent auftragen.

Wenn sich durch Zusatz von z.B. Hydrolaten anfangs ein milchiger Nebel gebildet hat, wird sich dieser nach einigen Tagen des Ruhens (am besten im Kühlschrank, fest verschlossen) abgesetzt haben. Der Bodensatz kann dann durch filtern beseitigt werden. Endlich steht unserem Duftgenuß, auch vom ästhetischen Standpunkt, nichts mehr im Wege!

6.5 Duftreife und Duftalterung

Eine Duftmischung ist genauso „lebendig" und aktiv wie ein ätherisches Öl. Das heißt, daß es sich immer weiter verändert. Am Anfang - in den ersten 2-4 Wochen - tritt eine Harmonisierung, ein Einschwingen der einzelnen Duftnoten aufeinander zutage, die wir Duftreifung nennen können. Mit den Monaten merken wir dann - je nach Lagerungstemperatur und Sauerstoffvolumen im Parfumflacon - ein langsames Abnehmen der Duftqualität, bis es nicht mehr gut riecht. Diesen Prozess kann man als Abbau der Duftqualität oder Duftalterung bezeichnen, der auch bei „normalen" Parfums vor sich geht. Doch nur langsamer, da gerne sog. Antioxidationsmittel eingesetzt werden.

Die Oxidation (Reaktion mit Sauerstoff der Luft) geht im alkoholischen Parfum viel stärker vonstatten, als im fetten Parfum (dort ist eine Oxidation kaum möglich). Der Alkohol spaltet dabei Sauerstoff ab, der sich nach und nach mit den Bestandteilen der Duftstoffe (besonders Aldehyden) verbindet.

Aber auch Wärme ist dem Parfum nicht zuträglich. Allgemein kann man sagen, daß Parfummischungen, wenn sie nicht über Zimmertemperatur aufbewahrt werden, mindestens 4-8 Monate gut haltbar sind. Auf diese Zeitspanne sollten wir die Menge an Parfum, die wir herstellen, bemessen und spätestens dann wird uns sicher wieder eine neue Duftreise interessieren, z.B. um den neuen Duft der jeweiligen Jahreszeit anzupassen, der neuen Lebenssituation, etc.

Viel Spaß und Ausdauer wünsche ich nun beim üben, probieren und forschen. Sie werden schon bald merken, daß der Aufwand beim Herstellen gar nicht so groß ist, als es hier vielleicht erscheint. Die Freude und Befriedigung, die Sie bei ihren eigenen Duftkompositionen erleben, wird Sie sicherlich für alles entschädigen!

In den folgenden Kapiteln (7. und 8.) finden Interessierte einige Rezepturen und Tips für Parfummischungen und Naturkosmetikherstellung.

7. Rezepte für Parfums
7.1 Einfache Rezepte

Auf den folgenden Seiten habe ich einige Parfums angegeben, die ich in genau dieser Rezeptur schon einmal für jemanden gemischt habe und die in dieser Note als angenehm empfunden wurden.

Es lassen sich wirklich unzählig viele Duftkompositionen mit unseren Naturdüften komponieren und dies soll hier nur als ein Ideenanstoß verstanden werden. **Alle angegebenen Ölmengen für die Duftstoffe - im Schnitt sind es 20-34 Tropfen - sollten danach in mindestens 9 ml Alkohol oder Jojobaöl aufgelöst (verdünnt) werden, um ein anwendbares Parfum zu erhalten.**

FRAUENPARFUMS:

1. Harmonisch, herb, süßlich

Zitrone	6	Tr.
Grapefruit	5	Tr.
Muskatellersalbei	0,5	Tr.
Ylang-Ylang	4	Tr.
Lavendel fein	2	Tr.
Tolu	1	Tr.
Sandelholz	5	Tr.
Zeder	2	Tr.
Eichenmoos	2	Tr.

3. Warm, fruchtig

Mandarine grün	4	Tr.
Grapefruit	4	Tr.
Mimose	4	Tr.
Myrte	4	Tr.
Benzoe	2	Tr.
Zeder	4	Tr.
Ingwer	2	Tr.

2. Weich, herb

Grapefruit	10	Tr.
Mandarine rot	6	Tr.
Mairose	6	Tr.
Ylang-Ylang	2	Tr.
Sandelholz	5	Tr.
Eichenmoos	2	Tr.
Tonka	2	Tr.

4. Balsamisch, frisch

Grapefruit	7	Tr.
Orange	6	Tr.
Eisenkraut	1	Tr.
Mairose	1	Tr.
Ylang-Ylang	1	Tr.
Jasmin	2	Tr.
Styrax	3	Tr.
Tonka	2	Tr.
Sandelholz	3	Tr.

5. Frisch und süß

Grapefruit	4	Tr.
Orange	8	Tr.
Neroli	2	Tr.
Petit Grain	2	Tr.
Rosenholz	3	Tr.
Eichenmoos	3	Tr.

6. Blumig, süßlich, herb, schwer

Limette	8	Tr.
Orange	4	Tr.
Jasmin	2	Tr.
Mimose	2	Tr.
Tuberose	2	Tr.
Sandelholz	6	Tr.
Styrax	4	Tr.
Tonka	2	Tr.

7. Herb, frisch, schwer

Orange	6	Tr.	Ylang kompl.	1	Tr.
Bergamotte	6	Tr.	Vetiver	1	Tr.
Eisenkraut	1	Tr.	Zeder	3	Tr.
Iris	1	Tr.	Patchouli	1	Tr.
Vanille	1	Tr.	Benzoe	1	Tr.

MÄNNERPARFUMS:

1. Holzig, blumig, harmonisch

Orange	5	Tr.
Grapefruit	3	Tr.
Neroli	1	Tr.
Lavendel fein	2	Tr.
Myrte	1	Tr.
Sandelholz	3	Tr.
Styrax	1	Tr.
Zeder	2	Tr.
Koriander	1	Tr.

2. Herb, frisch

Grapefruit	6	Tr.
Zitrone	3	Tr.
Rose bulgarisch	1	Tr.
Neroli	1	Tr.
Zeder	2	Tr.
Vetiver	3	Tr.
Tolu	1	Tr.

MÄNNER AFTER SHAVES:

1. Herb			2. Süß		
Limette	10	Tr.	Grapefruit	10	Tr.
Orange	6	Tr.	Mandarine	6	Tr.
Mairose	2	Tr.	Ylang-Ylang I	2	Tr.
Tolu	4	Tr.	Tolu	4	Tr.
Zeder	4	Tr.	Zeder	5	Tr.
Patchouli	2	Tr.	Eichenmoos	2	Tr.
Eichenmoos	4	Tr.	Muskatellersalbei	1	Tr.
Vetiver	2	Tr.			
Moschuskörneröl	1	Tr.			

7.2 Duftakkorde - Duftkomplexe

Ein Akkord entsteht, wenn man mehrere Duftstoffe gut abgestimmt zusammenmischt.

Später baut man mehrere dieser, auch Duftkomplexe genannten Grundmischungen zusammen, bis sie ein harmonisches Duftbild ergeben. Dies ist eine sehr effektive Technik für professionelles Mischen von Parfums. Sehr hilfreich beim Verkauf von individuellen Parfummischungen. Wir stellen hier zu jeder unserer 3 Duftnoten einige einfache, aber doch interessante Grundakkorde her. Die Auswahl der verwendeten Duftstoffe kann beliebig erweitert werden.

Beispiel:
Man tropft in ein 10-20 ml-Fläschchen die im folgenden angegebenen Duftnoten. Zum Vorführen füllen wir das 10 ml-Fläschchen mit Alkohol (oder Jojobaöl) auf und lassen unsere Interessenten daran schnuppern.

Fruchtiger, zitrusartiger Akkord
(Kopfnote)

a)   „Frisch und herb"

Zitrone	20 Tr.
Limette	20 Tr.

b)   „Fruchtig, weich, leicht, süß"

Orange	30 Tr.
Clementine	20 Tr.
Grapefruit	10 Tr.

c)   „Fruchtig, frisch"

Zitrone	30 Tr.
Grapefruit	20 Tr.
Orange	5 Tr.

Blumenkomplex
(Herznote)

a)   „Weich und erotisch, blumig"

Mairose	10 Tr.
Jasmin	10 Tr.

b)   „Zart und süßlich, warm blumig, leicht narkotisch"

Mimose	15 Tr.
Ginster	5 Tr.

c)   „Rauchig, herb, leicht blumig und narkotisch"

Narzisse	15 Tr.
Tuberose	5 Tr.
unter Umständen	
Ginster	2 Tr.

Süßer balsamischer oder herber Holzakkord
(Basisnote)

a)   „holzig, warm"

Weißtanne	10 Tr.
Zeder	20 Tr.
Sandelholz	20 Tr.

b)   „holzig, warm, süß"

Sandelholz	20 Tr.
Tolu	10 Tr.
Vanille	10 Tr.

c)   „herb, holzig"

Zeder	15 Tr.
Eichenmoos	5 Tr.
Vetiver	3 Tr.

Diese Grundmischungen lassen sich aus den verschiedensten Komponenten beliebig herstellen.

Dem Interessierten fällt es oft leichter sich zu entscheiden, wenn man ihm eine oder zwei Grundmischungen schnuppern läßt.

Wichtig ist, daß wir unsere Duftmischungen genau beschriften. Am besten mit Nummern, die wir in unserem Rezeptbuch genau erläutern. **Vorsicht! Alle Duftmischungen verändern sich mit der Zeit.**

So ist es nicht ratsam zu große Mengen von Grundmischungen anzulegen. Speziell bei Kopfnoten, da diese nach ca. 6 Monaten in der Duftqualität nachlassen.

7.3 Bekannte Parfumkompositionen

Hier noch einige wichtige Tips zum Herstellen von bekannten Parfum-kompositionen:

Ein rein aus natürlichen Duftstoffen hergestelltes Parfum kann nie gleich riechen wie ein bekanntes Markenparfum, da wir nicht annähernd über dieselbe Auswahl an Riechstoffen verfügen! Es wurden an dieser Stelle einige, in der Parfumwelt übliche Duftthemen beschrieben und ihnen einige passende, echte pflanzliche Duftstoffe zugeordnet.

Diese sog. Duftkomplexe oder -akkorde können durch individuelle Auswahl nach Belieben selbst zusammengestellt werden.

a) Die Ambranote

Diese Mischungen haben nur sehr begrenzte Ähnlichkeit mit dem subtilen, herben und süßlichen Duft des Pottwal-Ambers!

Aber auf jeden Fall hat eine Duftmischung dieser Art eine sehr erotische Wirkung.

Mögliche Grundnoten dafür sind: Moschuskörneröl, Cistrose, Muskatellersalbei, Sandelholz, Rose und Iris zum Nuancieren.

Als anregende Komponenten eignen sich dabei: Eichenmoos, Patchouli, Tonka, Vanille, Vetiver und zum Nuancieren verschiedene Gewürzdüfte.

Als frischer Akzent läßt sich noch verwenden: Weihrauch, Zypresse, Wacholder mit etwas Orange oder Mandarine, Lavendel, Bergamotte.

Eine Variante davon ist der Amber-Duftakkord, der noch verschiedene weitere Düfte betont: Benzoe, Tolu, Zimt mit höherem Gehalt an Vanille. Diese Duftmischungen stuft man gerne als „orientalisch" ein.

b) Die animalische Moschusnote

Normalerweise kommen hier die Tierextrakte wie Moschus, Zibet, Bibergeil (*Castoreum*), grauer Amber und deren synthetische Nachbauten zum Einsatz.

Um eine ähnlich erotisch-intensive, rein pflanzliche Duftwirkung zu erzielen, verwenden wir:

Als erogene Grundnoten:
Moschuskörneröl, Sandelholz.

Als schwüle, narkotische Bestandteile:
Rose, Iris, Benzoe, Muskatellersalbei.

Zum pikant stimulierenden Nuancieren:
Nelke, Zimt, Vanille.

Als erfrischende Noten zum Abrunden:
Bergamotte, Limette, Lavendel.

c) Die Chypre-Note

Diese hat sich in ihrer langen Geschichte (seit dem 12. Jahrhundert bei uns bekannt), ziemlich stark gewandelt.

Sie war früher in erster Linie als Räuchermischung beliebt: aus Labdanum, Calmus und Styrax.

Die später zur Parfumierung eingesetzten Mischungen enthielten einen hohen Anteil an blumigen, schwülen und sinnlichen Duftstoffen: Neroli, Cardamom, Sandelholz, Nelke, Benzoe, Styrax, Rose, Eichenmoos und Kampher. Die durch den Parfumeur *Coty* berühmt gewordene „klassische" Chypre-Note enthält heute noch weitere stimulierendere und würzigere Düfte wie: Zimt, Koriander, Angelikawurzel, nuanciert durch: Basilikum, Thymian, oder auch: Patchouli, Tonka, Vanille, Iris, Moschuskörneröl, Muskatellersalbei.

Als Kopfnote eignen sich hier die „weichen" Zitrusöle Orange und Mandarine, sowie die frisch-fruchtige Grapefruit hervorragend.

Chypre ist wahrscheinlich der am meisten variierte Duftakkord von allen. Speziell in kontrastreichen, vielschichtigen Frauenparfums wird er gerne eingesetzt.

d) Die Fougère Note

Dieser Akkord spielt in Männerparfums eine wichtige Rolle. Eigentlich steht der Name für Farnkraut (französisch: Fugère), aber gerade diese uralten Pflanzen spenden uns keinerlei verwendbare Düfte.

So versucht man hier den Duft von frischen Bäumen und Blättern mit dem Geruch von modrigem Waldboden zu vereinen.

Dadurch soll die geheimnisvolle Atmosphäre eines alten, tief grünen Waldes geschaffen werden.

Die erfrischenden Hauptnoten sind hier: Lavendel, Myrte, Bergamotte, Limette - Grapefruit und Zitrone sind möglich.

Als holzige oder moderige Gerüche kommen in Frage: Patchouli, Eichenmoos, Vetiver und das heuartige Tonkaextrakt; nuanciert mit etwas Galbanum oder Muskatellersalbei.

Auch schwüle, erotische Duftstoffe sind möglich: Benzoe, Cistrose, Muskatellersalbei, Sandelholz, Tolu oder Moschuskörneröl. Je nach Wahl der Düfte können hier ganz extreme Duftunterschiede auftreten.

e) Die Opoponax Note

Heute nennt man das ätherische Öl von Bisabol Myrrhe (*Commiphora erythrea*) oder Opoponax.

Ursprünglich soll man das harzige Sekret einer Umbellifere (*Opoponax chironium*) so genannt haben, nur ist dieses nicht mehr erhältlich. Die aktuellen Opoponax-Duftakkorde haben mit jenen traditionellen Räucherduftnoten fast nichts mehr gemeinsam. Hier werden in erster Linie schwüle wie auch anregende Duftstoffe zu einer kontrastreichen Mischung verarbeitet. Schwüle Basisduftstoffe sind hierfür: Tolu, Benzoe, Styrax, Cistrose, Moschuskörneröl, Sandelholz.

Als harzige Duftstoffe wären möglich: Weihrauch, Zeder, Kiefern, zu nuancieren mit Myrrhe.

Als anregende Duftnoten empfehlen sich dabei: Tonka, Vanille, Vetiver, Patchouli, nuanciert mit Gewürzdüften, wie: Pfeffer, Koriander, Basilikum, Estragon, Nelke, Muskat. Zum Abrunden kann noch eingesetzt werden: etwas Iris und als frische Noten Zitrone, Limette, Myrte, Grapefruit.

f) Kölnisch Wasser: „Eau de Cologne"

Wird seit dem 17. Jahrhundert hergestellt.

Wesentlich ist hierfür die erfrischende und anregende Wirkung zusammen mit harmonisierenden Duftstoffen. Somit gibt es kaum Basisnoten in diesem Duft.

Übliche Kopfnoten wären: Zitrone, Orange, Bergamotte, Limette.

Als Herznote eignen sich: Neroli, Petit Grain, unter Umständen etwas Myrte.

Ein Duftwasser dieser Art wird immer nur sehr stark verdünnt mit Alkohol verwendet! 4 - 8 % Duftstoffanteil im Gesamtvolumen.

Vorsicht: besprühte Hautstellen für mindestens 4 Stunden nicht starkem UV-Licht aussetzen!

g) Die Lavendelwasser-Duftnote

In Frankreich und England war es lange Zeit üblich, dieses Duftwasser aus dem Lavendelhydrolat mit Alkohol herzustellen. Da dies den heutigen Menschen zu fade wäre, arbeitet man nun mit verschiedenen ätherischen Ölen bei der Herstellung dieses sehr beliebtenToilettenwassers.

Man verwendet hierfür üblicherweise: Lavendel, Muskatellersalbei, Bergamotte, etwas Rose, zum Nuancieren: Iris oder Jasmin.

Des weiteren sind möglich: Patchouli, Tonka, Vetiver; zum Nuancieren: verschiedene Kräuter.

Auch hier gilt, daß diese Toilettenwässer nicht höher als 8 % Duftmischung im Gesamtgemisch mit Alkohol dosiert werden dürfen.

Vorsicht: Auf keinen Fall in der Sonne oder in Bräunungsstudios auftragen!

8. Parfumieren von Haushalts- und Kosmetikartikeln

1. Fast alle uns umgebenden Produkte sind heute schon meist mit billigen, synthetischen Geruchsstoffen - parfumiert. Viele unserer täglich verwendeten Toilettenartikel lassen sich recht einfach selbst beduften.

2. Die unten angegebenen Konzentrationen hängen von der Häufigkeit und Intensität ab, in der das Prokukt verwendet wird.

3. Wenn Sie sich schon ein angenehmes Parfum zusammengestellt haben, können Sie die unverdünnte (ohne fettes Öl oder Alkohol) Mischung in anderen Kosmetika mit einsetzen.
    Gegebenenfalls kann - zum Erzielen bestimmter Wirkungen - auch eine spezielle Mischung für die jeweilige Anwendung zubereitet werden. (Siehe Kap. 8.2.1 - „Duftstoffe für die Naturkosmetik")

8.1 Dosierungsempfehlungen
(siehe dazu auch Rezeptteil auf den folgenden Seiten im Kap. 8.2 und 8.3)

Basis	%-Angabe	Empfehlung für die Praxis
1. Massageöl:	0,5 - 1,0 %	Auf 100 ml ca. 1 ml der reinen Duftmischung geben (20-30 Tropf. äth. Öl).
2. Sonnenöl:	ca. 0,3 %	Auf 100 ml ca. 8 Tropfen geben. Vorsicht mit phototoxischen Duftstoffen!
3. Flüssige Seife:	0,2 - 0,5 %	Aus ph-neutraler, unparfümierter Seife! Auf 1 Liter kommen 2-5 ml unverdünnte Duftmischung.

Basis	%-Angabe	Empfehlung für die Praxis
4. Duschgel:	0,5 - 1,0 %	Als Grundlage verwenden wir pH-neutrale, unparfumierte Flüssigseifen oder Neutralshampoos. Auf 200 ml Duschgel entspricht das 1- 2 ml unverdünnter Duftmischung. (25-50 Tropfen)
5. Schaumbad:	0,8 - 1,5 %	Siehe Duschgel. Kann etwas höher dosiert werden als das Duschgel.
6. Shampoo:	0,1 - 0,3 %	Beispielsweise Neutralshampoo. Sehr vorsichtig parfumieren! Die Duftstoffe sollten an unseren Haartyp angepaßt sein (siehe Kap. 8.2.1 und 8.2.4).
7. Badesalz:	0,2 - 0,4 %	Meersalz oder Totes-Meersalz. Auf 1kg Salz verwendet man 2 - 4 ml der unverdünnten Duftmischung.
8. Creme:	ca. 0,1 %	Mit unparfumierten Cremebasen - siehe Rezepte. Hier wird am geringsten dosiert: Nur ca. 1 ml reine Duftstoffmischung auf 1 kg Cremesubstanz.
9. Lotion:	0,1 - 0,3 %	Etwas schwierig herzustellen - siehe Rezepte! Das bedeutet 1 - 3 ml reine Duftmischung auf 1 l Lotion.
10. Deo-Spray:	0,1 - 0,5 %	Am besten nur mit Wasser - vor Anwendung gut schütteln.
11. Weichspüler:	-	Auf 500 ml Essiglösung kommen 3-5 ml Duftmischung. (siehe Rezepte)
12. Raumspray:	-	Auf 200 ml destilliertes Wasser kommen ca. 3 ml Duftmischung. Vor dem Sprühen immer gut schütteln!

8.2 Naturkosmetikherstellung

An dem Ideal einer schönen, glatten, feinporigen Haut hat sich in den letzten Jahrtausenden nichts geändert.

Die Natur hat uns durch die Fülle der Pflanzenwelt eine so reiche Auswahl an Naturstoffen für unsere Körper- und Hautpflege zur Verfügung gestellt, daß wir unsere Pflege- und Reinigungsprodukte ohne Schwierigkeiten im Garten der Natur „ernten" können.

Wir unterscheiden 3 Hauttypen:

a) trockene Haut
b) fette Haut
c) normale bis Mischhaut

Da die Hautdiagnose relativ komplex ist, sollte man diese im Zweifelsfalle von einer erfahrenen Kosmetikerin vornehmen lassen. Zu jedem Hauttyp gibt es auch sehr wirksame ätherische Öle, mit denen eine unterstützende Wirkung erzielt werden kann.

So ist es unter Umständen von Vorteil für unsere Kosmetik andere Duftstoffe zu verwenden als in unserem Parfum.

Hier eine Auswahl der beliebtesten Duftstoffe in der Kosmetik, mit Zuordnung zu Hauttypen und ihren wichtigsten pflegenden Eigenschaften.

8.2.1 Duftstoffe für die Naturkosmetik
(alphabetisch geordnet)

Duftstoff	pflegende Eigenschaften	Haut- bzw. Haartyp
Bay Kopfnote	bei Haarausfall, fördert die Durchblutung	fettes Haar
Bergamotte Kopfnote	**Vorsicht:** das gefährlichste Öl für Lichtflecke (phototoxisch)	fette Haut, fettes Haar

131

Duftstoff	pflegende Eigenschaften	Haut- bzw. Haartyp
Eukalyptus Kopfnote	bei Akne und unreiner Haut, vernarbungsfördernd, kühlend, gg. Schuppen und Haarausfall	fette Haut
Geranie Herznote	wundheilend bei Ekzemen, Dermatits, adstringierend, sehr gut hautverträglich, gut für braunes Haar	alle Hauttypen, bes. fette oder entzündete Haut, fettes Haar
Grapefruit Kopfnote	straffend, Cellulite, durchblutungsfördernd, kühlend, lymphflußanregend	bei trockener Haut
Jasmin Herznote	gegen Juckreiz bei Ekzemen, Dermatitis	trockene, sensible Haut
Kamille *(röm., blau, wild)* Herznote	entzündungshemmend, wundheilend, antiallergen bei Dermatitits, Akne, sehr beliebt in der Kosmetik, gegen Haarausfall und Schuppen	bei allen Hauttypen, besonders trockene, sensible Haut
Karotte Basisnote	nährend, vitalisierend, tonisierend, unterstützt die Bräunung, hautglättend, bei Akne, lymphflußanregend. **Vorsicht:** setzt die Lichtempfindlichkeit der Haut herab	bei trockener, blasser Haut
Lavendel Herznote	vernarbungsfördernd, wundheilend, stark entzündungshemmend. Kann pur auf die Haut aufgetragen werden; hautberuhigend; bei Dermatitis; gegen Schuppen	alle Hauttypen, fettes, strapaziertes Haar

Duftstoff	pflegende Eigenschaften	Haut- bzw. Haartyp
Lemongrass Kopfnote	bindegewebsstraffend, gegen Krampfadern, entwässernd **Vorsicht:** toxisch	fette Haut
Limette Kopfnote	wie Zitrone	trockene Haut, trockenes Haar, aufhellend
Mandarine *(rot und grün)* **Clementine** Kopfnote	wie Orange	trockene, unreine Haut
Melisse 100 % Herznote	adstringierend, bei Ekzemen, **Vorsicht:** kann hautreizend wirken; gegen Schuppen	fette Haut, fettes Haar
Muskatellersalbei Herznote	feuchtigkeitsbildend, haarwuchsfördernd	alle Hauttypen, besonders trockene, alternde Haut
Myrte Herznote	desodorierend, bei Akne, wundheilend, tonisierend	fette Haut
Neroli Herznote	zellerneuernd, narbenglättend, gut bei kleinen Fältchen, bei Ekzemen	trockene Haut, trockenes Haar
Orange Kopfnote	entschlackend, bindegewebsstraffend, durchblutungsfördernd, hornhautglättend, **Vorsicht:** phototoxisch	trockene, unreine Haut, trockenes, strapaziertes Haar
Pfefferminze Kopfnote	kühlend, antiseptisch, bei Akne, bei Cellulite, juckreizmindernd	für alle Hauttypen

Duftstoff	pflegende Eigenschaften	Haut- bzw. Haartyp
Rose Herznote	wirkt beruhigend, eines der besten und beliebtesten Hautpflegeöle überhaupt; auch für Babys geeignet	gut für alle Hauttypen
Rosenholz Basisnote (statt diesem kann auch Linalool verwendet werden!)	antibakteriell, desodorierend, tonisierend, sehr mild	trockene Haut, für strapaziertes Haar
Rosmarin Kopfnote	gegen Haarausfall und Schuppen, durchblutungsfördernd, entwässernd **Vorsicht:** hautreizend	bei alternder, strapazierter und faltiger Haut
Sandelholz Basisnote	juckreizmildernd, bei entzündlicher Haut, Akne, adstringierend	bei allen Hauttypen, besond. bei trockener Haut und trockenem, strapazierten Haar
Tea Tree Herznote	bei Dermatitis, Ekzemen, Pilzen, Schuppen; wundheilend	bei allen Hauttypen
Ylang-Ylang Herznote	hautberuhigend, feuchtigkeitsbindend, narbenglättend, gut bei kleinen Fältchen und Ekzemen	für alle Hauttypen, besonders fette Haut, für jedes Haar
Zeder Basisnote	Hautausschlag, bei Ekzemen, Dermatitis, adstringierend, juckreizstillend, gegen Schuppen	bei fetter Haut und fettem Haar

Duftstoff	pflegende Eigenschaften	Haut- bzw. Haartyp
Zitrone Kopfnote	hornhauterweichend, gegen Juck-reiz, bindegewebsstraffend, bei Cellulite, fördert den Lymphfluß	bei fetter Haut und fettem Haar, hellt das Haar auf
Zypresse Herznote	gegen Cellulite, schweißhem-mend, gegen schwache Venen	bei fetter Haut und fettem Haar

8.2.2 Cremes

Wir haben hier einige, sehr einfach selbst herstellbare Creme-Rezepte angegeben. Sie werden erstaunt sein, wie schnell und leicht sie auszu-führen sind.

Wichtig: Da bei Naturcremes keine Konservierungsmittel verwendet werden, sollten sie am besten im Kühlschrank aufbewahrt werden. (Halt-barkeit ca 4 - 6 Monate). Ansonsten muß die Creme innerhalb von 4-8 Wochen verbraucht sein. Creme zum Auftragen immer nur mit saube-rem Spatel aus dem Cremetiegel entnehmen!

Herstellungsablauf:

1. Grundzutaten besorgen.
2. Im kleinen Edelstahltopf mit Holzlöffel verrühren.
3. Unter ständigem Rühren im Wasserbad auf max. 60° C erwärmen, damit die pflegenden Naturstoffe, Fermente und Proteine in unse-ren Zutaten nicht zerstört werden.
4. Kurz warten, damit die verflüssigten Fette etwas abkühlen.
5. Noch vor dem Festwerden der Cremebasis die Duftmischung ein-rühren.

Je nach Hauttyp empfiehlt es sich eine passende Cremegrundlage her-zustellen. Die dafür angegebenen Rohstoffe sind im gut sortierten Kos-metik-, Apotheken-, Reform- oder Naturkosthandel zu finden.

a)   **Cremes für trockene Haut**
     Grundrezept:

Karietèbutter	4 g
Bienenwachs	4 g
Jojobaöl	20 ml
weißer Lehm	1 EL

Karietèbutter, Jojobaöl und Bienenwachs werden auf max. 60° C im **Wasserbad!** erwärmt, bis das Bienenwachs geschmolzen ist. Jetzt den Lehm noch vor dem Festwerden in die Duftmischung einrühren und in Cremetiegel oder Tube abfüllen.

b)   **Cremes für fette Haut**
     Grundrezept:

Lanolin	4 g
Jojobaöl	15 ml
dest. Wasser	2 - 3 EL
weißer Lehm	1 EL

Lanolin und Jojobaöl leicht erwärmen, destilliertes Wasser und Lehm einrühren. Noch vor dem Festwerden unsere Duftmischung beifügen und im Cremetiegel oder Tube abfüllen.

c)   **Cremes für normale- bis Mischhaut**
     Grundrezept

Jojobaöl	25 ml
Lanolin	4 g
weißer Lehm	1 EL

Jojobaöl, Lanolin leicht erwärmen und mit dem Lehm vermengen. Die gewählte Duftmischung beifügen und in Cremetiegel oder Tube abfüllen.

Rezepturbeispiele:

1. Tagescreme (auch als Make-up-Grundlage geeignet)

Trockene Haut	Fette Haut	Normale bis Mischhaut
zur Grundmischung	zur Grundmischung	zur Grundmischung
(a) geben wir:	(b) geben wir:	(c) geben wir:
2 Tr. Kamille	1 Tr. Zitrone	3 Tr. Orange
1 Tr. Neroli	2 Tr. Grapefruit	2 Tr. Kamille
1 Tr. Grapefruit	2 Tr. Rose	3 Tr. Lavendel
1 Tr. Karotte	1 Tr. Geranie	3 Tr. Rosenholz
1 Tr. Lavendel	3 Tr. Zeder	
2 Tr. Vetiver		

2. Nachtcreme

Grundrezept (a) mit	Grundrezept (b) mit	Grundrezept (c) mit
2 Tr. Orange	1 Tr. Zitrone	2 Tr. Orange
3 Tr. Kamille	3 Tr. Lavendel	2 Tr. Ylang-Ylang
4 Tr. Neroli	1 Tr. Melisse	2 Tr. Rose
1 Tr. Sandelholz	1 Tr. Geranie	2 Tr. Lavendel
	2 Tr. Zeder	2 Tr. Sandelholz
- mischen	- mischen	- mischen

3. Reinigungsmilch

30 ml dest. Wasser	1 EL Neutralseife mit	1 EL Neutralseife mit
2 EL weißer Lehm	20 ml Jojobaöl gut	20 ml Jojobaöl gut
30 ml Jojobaöl	mischen	mischen
im kleinen Topf	5 Tr. Grapefruit	3 Tr. Orange
unter Rühren leicht	2 Tr. Kamille	3 Tr. Lavendel
erwärmen	1 Tr. Vetiver dazuge-	2 Tr. Rosenholz dazu-
3 Tr. Grapefruit	ben und in eine kleine	geben und in eine klei-
3 Tr. Kamille	Flasche abfüllen.	ne Flasche abfüllen.
1 Tr. Sandelholz	*Vor jedem Gebrauch*	*Vor jedem Gebrauch*
	gut schütteln!	*gut schütteln!*

8.2.3 Herstellung von Lotionen (Körpermilch)

Grundrezept:

destilliertes Wasser	200 ml
Jojobaöl	30 ml
weißer Lehm	6 EL

Alle Zutaten in einem Topf gut vermengen, beduften und dann in eine Flasche füllen. Lehm enthällt sehr viele wertvolle Mineralstoffe, die unsere Haut geschmeidig und glatt machen. Zusammen mit Jojobaöl und ätherischen Ölen erhalten wir rasch und einfach eine sehr feine Körpermilch. *Vor der Anwendung gut schütteln!*

Rezeptbeispiel:

Grundrezept:

3 Tr. Grapefruit	3 Tr. Neroli	1 Tr. Kamille
1 Tr. Jasmin	2 Tr. Rosenholz	

8.2.4 Haarshampoos

Auch beim Haarewaschen können wir uns unsere ganz persönlichen Pflegemittel herstellen. Wir verwenden am besten ein gutes, unbeduftetes Neutralshampoo und fügen hier die ausgewählten äth. Öle hinzu.

Haarshampoo-Rezepte:

Trockenes Haar	Fettes Haar	Schuppen
Neutralshampoo	Neutralshampoo	Neutralshampoo
200 ml	200 ml	200 ml
5 Tr. Orange	3 Tr. Limette	4 Tr. Orange
4 Tr. Neroli	2 Tr. Bergamotte	3 Tr. Kamille (wild)
2 Tr. Ylang-Ylang	4 Tr. Lavendel	3 Tr. Lavendel
2 Tr. Sandelholz	2 Tr. Geranie	2 Tr. Zeder
	2 Tr. Zypresse	

8 .2.5 Flüssigseife und Duschgel

Selbstgemachte Seifen und Duschgels duften herrlich und sind besonders mild.

Rezeptvorschlag für Flüssigseife:	*Rezeptvorschlag für Duschgel:*
auf 200ml Neutralseife	auf 200 ml Neutralseife
6 Tr. Zitrone	3 Tr. Zitrone
2 Tr. Clementine	4 Tr. Orange
3 Tr. Lavendel	3 Tr. Grapefruit
1 Tr. Eisenkraut	2 Tr. Jasmin
3 Tr. Rosenholz	3 Tr. Neroli
	3 Tr. Sandelholz

8.2.6 Badezusätze

1. Grundrezepte für Badezusätze:

Mit den einfachsten Zutaten können wir uns duftende und pflegende Badezusätze mischen.

Als Helfer dafür kommen in Frage:

Neutralseife, Sahne, flüssiger Honig und Jojobaöl, Meersalz oder „Totes Meersalz".

1. Rezeptbeispiel für ein erfrischendes Bad:

> 1/8 l Zitronensaft
> 1/8 l Gurkensaft (1 Gurke reiben und pressen)
> 2 Becher Joghurt
> 1 EL flüssiger Honig
> 3 Tr. Grapefruit, 2 Tr. Mandarine, 1 Tr. Lavandin,
> 3 Tr. Douglasfichte, 2 Tr. Wacholder.

Sämtliche Zutaten in einer Schale gut vermengen und dann dem Badewasser zusetzen.

2. Rezeptbeispiel für ein belebendes Bad:

1 EL flüssiger Honig
2 EL Jojobaöl miteinander mischen
3 Tr. Orange
1 Tr. Zitrone
2 Tr. Rosmarin
2 Tr. Eisenkraut
1 Tr. Rosenholz hinzufügen

3. Rezeptbeispiel für ein entspannendes Bad:

1 EL flüssiger Honig
2 EL Jojobaöl miteinander mischen
3 Tr. Clementine od. Mandarine
2 Tr. Melisse 100%
2 Tr. Neroli
2 Tr. Sandelholz hinzufügen

4. Rezeptbeispiel für Badesalz:

200 g Meersalz mit
6 Tr. Orange
3 Tr. Clementine
4 Tr. Lavendel
2 Tr. Lemongrass
3 Tr. Sandelholz mischen.

Für alle o.g. Rezepte gilt:
Alle Zutaten in einer Schale gut vermengen, in etwas lauwarmem Wasser auflösen und dann dem Bad zusetzen.

8.2.7 Deospray und Körperpuder

a) Deospray:

Da Alkohol unter den Achseln die sensible Haut auf Dauer reizen könnte, verzichten wir bei diesem Rezept auf ihn.

Wir nehmen ca. 200 ml Hydrolat (von Rose, Kamille, Lavendel,...) oder destilliertes Wasser, das wir mit unserer Duftmischung vermengen und füllen diese in einen Pumpzerstäuberflacon (erhältlich als Zubehör in guten Reformhäusern und Drogerien). *Vor der Anwendung immer gut schütteln!*

Rezeptvorschlag (Deospray):

200 ml destilliertes Wasser oder ein duftendes Hydrolat
4 Tr. Grapefruit
3 Tr. Lavendel
2 Tr. Minze
3 Tr. Salbei
4 Tr. Sandelholz

b) Körperpuder:

Unser Körperpuder stellen wir ganz einfach aus einem weißen Lehm und der gewählten Duftmischung her.

Rezeptvorschlag:

100 g weißer Lehm fein
4 Tr. Zitrone
3 Tr. Neroli
2 Tr. Eisenkraut
4 Tr. Rosenholz

Alle Zutaten gut in einer Dose vermengen und vor der Anwendung noch 2 - 3 Tage stehen lassen.

8.3 Rezepte und Tips für den Haushalt

Im Haushalt sind ätherische Öle und natürliche Rohstoffe eine sehr empfehlenswerte Alternative zu herkömmlichen Reinigungs- und Zusatzmitteln.

a) Weichspüler:

Ein natürlicher Weichspüler für die Waschmaschine ist sehr einfach herzustellen und wird ebenso verwendet, wie ein industrielles Produkt.

Essig neutralisiert die aktiven Waschsubstanzen (nach der Reinigung) unseres Waschmittels, macht die Wäsche weich und mit unserer Duftmischung auch duftend frisch.

Es riecht in der Wäsche nicht mehr nach Essig!

Rezeptvorschlag:

200 ml milder Obstessig
300 ml destilliertes Wasser
20 Tr. Zitrone
15 Tr. Limette
15 Tr. Grapefruit
 5 Tr. Myrte
10 Tr. Rosen- oder Sandelholz

Vor dem Gebrauch immer gut aufschütteln!

b) Raumspray:

Um unangenehme Gerüche im Wohnbereich zu neutralisieren, sollten wir uns unseren ganz persönlichen Raumspray machen.

Rezeptvorschlag:

200 ml destilliertes Wasser
10 Tr. Limette
10 Tr. Mandarine
 5 Tr. Lavendel
 5 Tr. Zirbelkiefer

**Sämtliche Zutaten in einen Pumpzerstäuber füllen
und vor Gebrauch gut schütteln!**

9. Tabellen und vertiefender Anhang
9.1 Psychische Wirkungen von Duftstoffen

Düfte wecken in uns Erinnerungen und Assoziationen und sind deshalb in der Psychoanalyse sehr gut verwendbar. Der Begriff Psychoaromatherapie wurde von R. Tisserand für diese Sparte der Aromatherapie geprägt. Der Patient wählt sich „sein" Öl, nimmt es mit nach Hause und verwendet es. Die Träume und Erfahrungen während der Behandlung müssen aufgeschrieben werden.

Desweiteren werden Duftstoffe gerne für Meditation und innere Sammlung verwendet (in der Duftlampe oder als Massageöl).

Die psychische Wirkung von ätherischen Ölen ist kaum erforscht. Im folgenden Abschnitt sind die wichtigsten empirischen Wirkungen der Psychoaromatherapie zusammengefaßt.

Es wirken gut bei:

Aggressionen:
Sandelholz, Ylang-Ylang, Zeder, alle Rosen, Jasmin, Kamille römisch, Lavendel.

Alpträumen:
Kamille römisch, Lavendel, Neroli, alle Rosen, Sandelholz, Weihrauch.

Ängsten:
Bergamotte, Geranie, Jasmin, Kamille römisch, alle Lavendel, Neroli, Muskatellersalbei, Melisse, Mandarine, alle Rosen, Thymian rot, Iris.

Die Kombination Rose/Thymian wirkt hervorragend bei Angst, denn der rote Thymian macht Mut und die Rose gleicht aus.

Angstzuständen:
Basilikum, Geranie, Kamille römisch, alle Lavendel, Majoran, Melisse, Muskatellersalbei, Neroli, alle Rosen, Weihrauch, Zeder.

Antriebslosigkeit (-schwäche):
Bergamotte, Bohnenkraut, Citronella, Muskatnuß, Rosmarin, Salbei, alle Thymian, Wacholder, Zitrone.

Antriebsschwäche:
Lemongrass, Grapefruit, Cardamom, alle Thymian, Zypresse.

Ärger:
Benzoe, Jasmin, Kamille römisch, alle Lavendel, Mairose, Majoran, Myrrhe, Neroli, Tolu.

Depressionen:
Basilikum, Benzoe, Bergamotte, Geranie, Ginster, Grapefruit, Kamille römisch, Koriander, alle Lavendel, Melisse, Mimose, Muskatellersalbei, Neroli, Patchouli, Petit Grain, alle Rosen, Rosenholz, Sandelholz, Schafgarbe, Tonka, Weihrauch, Vanille, Ylang-Ylang, Zeder.

Frigidität:
Jasmin, Moschuskörner, Muskatellersalbei, Nelke, Patchouli, alle Rosen, Sandelholz, Tuberose, Ylang-Ylang.

Gedächtnisschwäche:
Alle Zitrusöle, Basilikum, Majoran, Minze, Oregano, Pfeffer, Rosmarin, alle Thymian, Wacholder, Weihrauch, Ysop, Zitrone, Zypresse.

Gefühlskälte:
Fenchel muntert auf und wärmt, Geranie, Ylang-Ylang, alle Rosen, Jasmin.

Hysterie:
Kamille römisch, Benzoe, Majoran, Muskatellersalbei, Neroli, Ylang-Ylang.
Bei psychiatrisch bedingter Hysterie: Lavendel (lt. *Prof. Paolo Rovesti*).

Impotenz:
Siehe Frigidität!

Konzentrationsschwäche:
Alle Zitrusöle, Basilikum, Bohnenkraut, Ysop, Melisse, Eisenkraut, Lemongrass, Citronella, Litsea Cubeba.

Kopfschmerzen:
Kamille römisch, alle Lavendel, Majoran, Minze, alle Rosen.

Melancholie:
Basilikum, Bergamotte, Grapefruit, Geranie, Muskatellersalbei, alle Rosen, Jasmin.

Nervosität:
Basilikum, Benzoe, Bergamotte, Geranie, Ginster, Jasmin, Kakao, Kamille römisch, alle Lavendel, Mandarine, Melisse, Mimose, Muskatellersalbei, Narde, Narzisse, Palmarosa, Patchouli, alle Rosen, Styrax, Tolu, Ylang-Ylang.

Panik:
Jasmin, alle Rosen, alle Lavendel.

Prämenstruellem Syndrom:
Muskatellersalbei, alle Rosen, Tonka, Vetiver, Vanille.

Reizbarkeit:
Kamille römisch, Kamille wild, alle Lavendel, Majoran, Neroli, alle Rosen, Iris.

Schlaflosigkeit:
Eichenmoos, Geranie, Kamille römisch, alle Lavendel, Majoran, Melisse, Mimose, Narde, Neroli, Petit Grain, alle Rosen, Sandelholz, Schafgarbe, Ylang-Ylang.

Schock (allgemein):
Iris, Kampher, alle Lavendel, Melisse, Minze, Mimose, Neroli, alle Rosen, Rosmarin, alle Thymian.

Schock, körperlichem:
Kampher, Minze, Rosmarin, alle Thymian.

Schock, stark psychischem:
Iris, Mimose, Neroli, alle Lavendel.

Schüchernheit:
Jasmin, Muskatellersalbei, Patchouli, Ylang-Ylang.

Sexueller Übererregung:
Majoran.

Streß:
Benzoe, Bergamotte, Fenchel, alle Kamille, alle Lavendel, Melisse, Muskatellersalbei, Rosenholz, Sandelholz, Tolu, Zimt, Zeder.

Trauer:
Bergamotte, Geranie, Grapefruit, Muskatellersalbei, Orange, alle Rosen, Salbei.

Wetterfühligkeit:
alle Lavendel, Melisse, Minze.

Wochenbettdepression:
Jasmin, Muskatellersalbei, alle Rosen, Sandelholz, Ylang-Ylang, Bergamotte.

9.2 Mischbeispiele für verschiedene Wirkungen

Da für diese Effekte unsere persönliche positive Einstellung zu den einzelnen Düften sehr wichtig ist, sind hier keine fertigen Rezepte angegeben. Die Mischungen können wir nach den Anleitungen von Kapitel 5.3 und Kapitel 6 individuell anfertigen.

a) **Sinnliche, erotische Düfte**

Δ Kopfnoten: Grapefruit, Limette, Mandarine, Orange, kleine Mengen von Minze und Eisenkraut.

○ Herznoten: Jasmin, Muskatellersalbei, Narzisse, Neroli, alle Rosen, Tuberose, Ylang-Ylang, kleine Mengen von Zimt oder Cassia.

☐ Basisnoten: Eichenmoos, Moschuskörner, Nelkenblätter, Patchouli, Sandelholz, Vetiver, kleine Mengen von Tonka.

b) Beruhigende, harmonisierende und aufbauende Düfte

Δ <u>Kopfnoten:</u> Bergamotte, Mandarine, Orange, Zitronenthymian.

○ <u>Herznoten:</u> Jasmin, Kamille (wild u. römisch), Lavendel (fein u. extra), Muskatellersalbei, Neroli, alle Rosen, Ylang-Ylang, Weißtanne, kleine Mengen von Zimt oder Cassia.

☐ <u>Basisnoten:</u> Benzoe, Cassia, Patchouli, Rosenholz, Sandelholz, Styrax, Tolu, Vanille, Zeder.

c) Erfrischende, anregende und klärende Düfte

Δ <u>Kopfnoten:</u> Citronella, Eukalyptus citriodora, Grapefruit, Lemongrass, Limette, Litsea Cubeba, Minze, Zitrone, kleine Mengen von Eisenkraut, Basilikum oder Rosmarin.

○ <u>Herznoten:</u> Melisse, Lavendel fein, Myrte, Ysop, Douglasfichte, Speiklavendel, Fichte, alle Kiefern, Zypresse.

☐ <u>Basisnoten:</u> Zeder, Honig, Weihrauch, etwas Myrrhe oder Thymian (rot oder weiß).

d) Erkältungsvorbeugende bzw. -lindernde Düfte

Δ <u>Kopfnoten:</u> Basilikum, Cajeput, Eukalyptus citriodora, Eukalyptus, Kampher, Minze, Salbei, Zitrone, Zitronenthymian, Lemongrass.

○ <u>Herznoten:</u> alle Lavendel, Muskatellersalbei, Bohnenkraut, etwas Ysop, alle Kamillen, Oregano, Nelkenblätter, Kiefer, Douglasfichte, Fichte.

☐ <u>Basisnoten:</u> Zeder, Thymian (weiß und rot), Benzoe, Tolu, Styrax.

9.3 Tabelle: Duftnoten, Elemente, max. Dosierungen

Ätherisches Öl	Elemente	Note	Max. Dosierung	
Angelikawurzel	Wasser / Erde	Herz / Basis	unter	1 %
Anis	Feuer / Wasser	Kopf / Herz	unter	1 %
Basilikum	Feuer / Erde	Kopf	unter	1 %
Bay	Erde / Feuer	Kopf		10 %
Benzoe	Wasser / Erde	Basis	unter	1 %
Bergamotte	Luft / Feuer	Kopf		4 %
Bergbohnenkraut	Feuer / Erde	Herz / Kopf	unter	1 %
Cajeput	Luft / Feuer	Kopf		4 %
Cardamom	Erde / Feuer	Herz / Kopf		4 %
Cassia	Feuer / Erde	Herz / Kopf	unter	1 %
Cistrose	Erde / Feuer	Basis / Herz		4 %
Citronella	Luft	Kopf		8 %
Clementine	Luft / Feuer	Kopf		5 %
Dill	Luft / Feuer	Kopf		4 %
Douglasfichte	Erde / Luft	Herz / Kopf		4 %
Eichenmoos	Erde / Wasser	Basis		3 %
Eisenkraut	Luft / Wasser	Kopf	unter	1 %
Estragon	Erde / Feuer	Kopf		4 %
Eukalyptus citr.	Luft / Feuer	Kopf		10 %
Eukalyptus glob.	Luft / Feuer	Kopf		8 %
Fenchel süß	Erde / Feuer	Herz / Kopf	unter	1 %
Fichtennadel sibir.	Erde / Luft	Herz / Kopf		4 %
Galbanum	Erde / Feuer	Kopf / Herz		4 %
Ginster	Wasser / Feuer	Herz / Basis		8 %
Grapefruit	Luft / Luft	Kopf		10 %
Honigessenz	Erde / Wasser	Basis		2 %
Immortelle	Erde / Feuer	Basis / Herz		2 %
Ingwer	Feuer / Feuer	Herz / Kopf		4 %
Iris	Wasser/Erde/Luft	Herz / Basis		3 %
Jasmin	Wasser / Erde	Herz		3 %
Kakao	Erde / Wasser	Basis / Herz		3 %
Kamille blau	Wasser / Feuer	Herz		4 %
Kamille römisch	Wasser / Feuer	Herz		4 %
Kamille wild	Wasser / Feuer	Herz		4 %
Kampher	Feuer / Luft	Kopf		10 %
Karottensamen	Erde / Wasser	Basis		4 %

148

Ätherisches Öl	Elemente	Note	Max. Dosierung	
Koriander	Erde / Feuer	Herz / Kopf		6 %
Kreuzkümmel	Erde / Feuer	Herz / Kopf		1 %
Lärche	Erde / Luft	Herz / Kopf		4 %
Latschenkiefer	Erde / Luft	Herz / Kopf		10 %
Lavandin	Luft / Luft	Herz		5 %
Lavendel fein	Luft / Luft	Herz		16 %
Lavendel extra	Luft / Wasser	Herz		16 %
Lemongrass	Luft / Feuer	Kopf		4 %
Limette	Luft / Erde	Kopf	bei Pressung	3,5 %
			bei Destillat.	15 %
Linaloe	Erde / Wasser	Basis / Herz		8 %
Litsea Cubeba	Luft / Feuer	-		8 %
Mairose	Wasser / Erde	Herz	unter	2 %
Majoran	Feuer / Luft	Herz / Kopf		1 %
Mandarine rot/grün	Luft / Feuer	Kopf		5 %
Meerkiefer	Erde / Luft	Herz / Kopf		10 %
Melisse 100 %	Wasser / Feuer	Herz / Kopf	unter	2 %
Mimose	Feuer / Wasser	Herz / Basis		2 %
Minzspitzen	Luft / Feuer	Kopf		-
Moschuskörner	Erde / Feuer	Basis		1 %
Muskatellersalbei	Luft / Feuer	Herz / Kopf		8 %
Muskatnuß	Erde / Feuer	Herz / Kopf	unter	1 %
Myrrhe	Erde / Luft	Basis		8 %
Myrte	Luft / Wasser	Herz / Kopf		4 %
Narde	Erde / Feuer	Herz / Kopf		4 %
Narzisse	Wasser / Erde	Herz / Basis		2 %
Nelkenblätter	Erde / Feuer	Herz		5 %
Neroli	Luft / Feuer	Herz		4 %
Orange	Luft / Feuer	Kopf		10 %
Oregano	Feuer / Erde	Herz / Kopf		1 %
Palmarosa	Wasser / Luft	Herz		8 %
Patchouli	Erde / Wasser	Basis / Herz		10 %
Petit Grain	Luft / Feuer	Herz / Kopf		8 %
Pfeffer schwarz	Erde / Feuer	Herz / Kopf		1 %
Pfefferminze	Luft / Feuer	Kopf		8 %
Riesentanne	Erde / Luft	Herz / Kopf		6 %
Rosen	Wasser / Erde	Herz		4 %
Rosengeranie	Wasser / Erde	Herz		10 %

Ätherisches Öl	Elemente	Note	Max. Dosierung	
Rosenholz	Erde / Wasser	Basis / Herz		8 %
Rosmarin	Feuer / Erde	Kopf		3 %
Salbei	Wasser / Feuer	Kopf / Herz		1 %
Sandelholz	Erde / Feuer	Basis / Herz		10 %
Santolin	Feuer / Erde	Herz		4 %
Schafgarbe	Erde / Wasser	Herz		4 %
Schopflavendel	Luft / Wasser	Herz		6 %
Spearmint	Luft / Feuer	Kopf		4 %
Speiklavendel	Luft / Feuer	Herz		8 %
Styrax	Wasser / Erde	Basis		1 %
Tea Tree	Luft / Feuer / Erde	Herz		6 %
Thymian rot	Feuer / Feuer	Basis / Herz		1 %
Thymian weiß	Feuer / Feuer	Basis / Herz		6 %
Tolu	Erde / Wasser	Basis	unter	1 %
Tonka	Erde / Wasser	Basis	unter	1 %
Tuberose	Wasser / Feuer	Herz / Basis		2 %
Vanille	Wasser / Erde	Basis / Herz		10 %
Vetiver	Erde / Erde	Basis		8 %
Wacholder	Feuer / Erde	Kopf / Herz		8 %
Wacholderbeere	Feuer / Erde	Kopf / Herz		8 %
Weihrauch	Feuer / Luft	Basis		8 %
Weißtanne	Erde / Feuer	Herz / Kopf		10 %
Wiesenkönigin	Feuer / Erde	Kopf / Herz		8 %
Ylang-Ylang	Wasser / Erde	Herz		10 %
Ysop	Feuer / Luft	Kopf / Herz		1 %
Zeder	Erde / Feuer	Basis / Herz		8 %
Zimtblätter	Feuer / Erde	Herz / Basis		8 %
Zimtrinde	Feuer / Erde	Herz / Basis	unter	1 %
Zirbelkiefer	Erde / Feuer	Herz / Basis		10 %
Zitrone	Luft / Luft	Kopf		10 %
Zitronenthymian	Luft / Feuer	Kopf / Herz		8 %
Zypresse	Erde / Feuer	Herz		5 %

9.4 Tabelle nach Kopf-, Herz- und Basisnoten

(Aus parfumistischer Sicht nach Duftentfaltungsgeschwindigkeit)

Δ/○ bedeutet Kopfnote mit Tendenz zur Hernote,

○/Δ bedeutet Herznote mit Tendenz zur Kopfnote,

○/□ bedeutet Herznote mit Tendenz zur Basisnote,

□/○ bedeutet Basisnote mit Tendenz zur Herznote.

Kopfnote Δ

Anis Δ ○	Eukalyptus	Pfefferminze
Basilikum	Eukalyptus citriod.	Rosmarin
Bay	Galbanum Δ ○	Salbei Δ ○
Bergamotte	Grapefruit	Spearmint
Cajeput	Kampher	Wacholder Δ ○
Citronella	Lemongrass	Wiesenkönigin Δ ○
Clementine	Limette	Ysop Δ ○
Dill	Litsea Cubeba	Zitrone
Eisenkraut	Mandarine	Zitronenthymian Δ ○
Estragon	Orange	

Herznote ○

Angelikawurzel ○ □	Ingwer ○ Δ	Latschenkiefer ○ Δ
Bohnenkraut ○ Δ	Iris ○ □	Lavendel
Cardamom ○ Δ	Jasmin	Majoran ○ Δ
Cassia ○ Δ	Kamille blau	Meerkiefer ○ Δ
Douglasie ○ Δ	Kamille röm.	Melisse
Fenchel ○ Δ	Koriander ○ Δ	Mimose ○ □
Fichtennadel ○ Δ	Kreuzkümmel ○ Δ	Muskatellersalbei ○ Δ
Ginster ○ □	Lärche ○ Δ	Muskatnuß ○ Δ

Herznote ○

Myrte ○ Δ	Pfeffer ○ Δ	Tea Tree
Narde ○ Δ	Riesentanne ○ Δ	Tuberose ○ □
Narzisse ○ □	Rose	Weißtanne ○ Δ
Nelke	Rosengeranie	Ylang-Ylang
Neroli	Santolin	Zimtblätter ○ □
Oregano ○ Δ	Schafgarbe	Zimtrinde ○ □
Palmarosa	Schopflavendel	Zirbelkiefer ○ Δ
Petit Grain ○ Δ	Speiklavendel	Zypresse

Basisnote □

Angelikawuzel	Karotte	Thymian □ ○
Benzoe	Linaloe □ ○	Tolu
Cistrose □ ○	Moschuskörner	Tonka
Eichenmoos	Myrrhe	Vanille □ ○
Honigessenz	Patchouli □ ○	Vetiver
Immortelle □ ○	Rosenholz □ ○	Weihrauch
Ingwer	Sandelholz	Zeder □ ○
Kakao □ ○	Styrax	

9.5 Chemische Inhaltsstoffe von Duftstoffen

Dieser Abschnitt ist mehr als vertiefender Hintergrund gedacht.

Um die Zusammenhänge der Risikobeurteilungen und unterschiedlichen Wirkungen von ätherischen Ölen besser zu verstehen, ist es auf jeden Fall von Vorteil, sich auch mit den chemischen Bestandteilen der Duftstoffe auseinanderzusetzen. Während man in der Alchemie die ätherischen Öle als „Seele" der Pflanze bezeichnet, werden sie von der modernen Wissenschaft als hormonähnliche Stoffe deklariert, die auch Aufgaben von Hormonen in den Pflanzen erfüllen: sie sind für Wärme und Feuchtigkeitsausgleich, Abhalten von Schädlingen und Pilzen, für das Anlocken von Sexualpartnern (Insekten),... mitverantwortlich.

Je nachdem welche Art von Auszug gemacht wurde, ergeben sich andere Inhaltsstoffe in den Duftstoffen:

Speziell die Wasserdampfdestillation - die häufigste Art des Auszugs - begrenzt die möglichen Inhaltsstoffe recht stark.

Echte Hormone sind zu große Moleküle, um destilliert zu werden. Sie kommen bei Auszügen mit Wasserdampf-Destillation nicht in ihrer komplexen Form vor (über 20 C-Atome, z.B. Flavonoide, Steroide).

In ätherischen Ölen (Wasserdampfdestillation) sind so gut wie nicht enthalten: Gerbstoffe, Bitterstoffe, Schleimstoffe, Farbstoffe.

Dies ist in den sogenannten Essenzen (Kaltpressung aus Zitrusschalen) ganz anders. Hier ist oft ein zarter Schleimfilm im Öl sichtbar, Farbstoffe, Bitterstoffe und Gerbstoffe sind möglich. Speziell die Auszüge der Blüten mit Hexan enthalten sehr feine, interessante Duftbestandteile.

<u>Zur Wiederholung:</u>

Kaltpressung	= Essenz
Destillation	= äth. Öle
chem. Auszug (mit Alkohol, Hexan, ...)	= Absolue

9.5.1 Grundsätzliches zur Chemie

Die anorganische, unbelebte Chemie wird uns im folgenden nicht interessieren. Vielmehr werden wir unser Augenmerk auf die „Chemie des Lebens" richten: - die organische Chemie.
Man könnte sie auch „Kohlenstoff-Chemie" nennen, da alle organischen Verbindungen Kohlenstoff (C) enthalten.

Wichtig für ätherische Öle sind diese 3 Bausteine:

C = Kohlenstoff
O = Sauerstoff
H = Wasserstoff

Die Verbindungen der Kohlenstoffe untereinander kommen durch Molekülverbindungen zustande. C-Atome haben die spezielle Eigenschaft, zusammen mit anderen C-Atomen gerade oder verzweigte Ketten zu bilden.

Wir unterscheiden:

a)   aliphatische Gruppe:
     Die Anordnung der C-Atome ist in Kettenform.

$$-\overset{|}{\underset{|}{C}}-$$ ⇐ Kohlenstoff hat 4 freie Bindungen

$$-\overset{|}{\underset{|}{C}}-$$ ⇐ Methan

$$-\overset{|}{\underset{|}{C}}-\overset{|}{\underset{|}{C}}-$$ ⇐ Ethan

$$-\overset{|}{\underset{|}{C}}-\overset{|}{\underset{|}{C}}-\overset{|}{\underset{|}{C}}-$$ ⇐ Propan

Man spricht vom sog. Kohlenstoff-Rückgrat des Moleküls. Wichtiger
Baustein: Isopren (Kette von 5 C-Atomen)   C - C - C - C
                                      C
und 8 Wasserstoffatomen in verzweigter Anordnung.

Aliphatische (Kette)
An jede dieser Terpenketten (10, 15, 20 C-Atome) können weitere sog.
funktionale Gruppen angeschlossen werden (neuer Baustein → neue
Funktion). Terpene werden auch Isoprenoide genannt. Z. B. Alkohole,
Aldehyde, Ketone, organische Säuren, man spricht von den aliphati-
schen Verbindungen - sie enthalten Terpenketten.

b)   <u>aromatische Gruppe:</u>
    Die Anordnung der C-Atome ist in Ringform   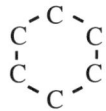

Aromatischer (Ring)
Die Grundform C_6H_6 heißt:
   - aromatischer Ring
     oder
   - Benzenring
     oder
   - Phenylring.

Das Kohlenstoffgerüst ist hier ein sog. Ringskelett und kann Bindungen
mit funktionalen Gruppen eingehen, die völlig verschiedene Molekül-
gruppen ergeben: → Phenole, Aldehyde, Ketone.

9.5.2 Die chemischen Inhaltsstoffe im einzelnen

Hier sind einige wichtige chemische Bestandteile der Duftstoffe sowie deren Eigenschaften aufgelistet:

MONO-TERPENE:
Monoterpene sind Kohlenwasserstoffe, die nur aus C- und H-Atomen zusammengesetzt sind.

Chemische Zusammensetzung:
Die Anordnung der C-Atome ist in Kettenform (aliphatische Verbindung). 5 C-Atome mit 8 Wasserstoffatomen ergeben ein Isopren, 2 Isoprene (2 x 5 C-Atome) nennt man ein Mono-Terpen. Ein Mono-Terpenmolekül hat somit 10 C-Atome (kurze Molekülverbindung).

Allgemeine Wirkung:
Antiseptisch, mikrobizid, viruzid, beruhigend, evt. hautreizend, bei Gicht; Hauptbestandteil vieler ätherischer Öle! Sie gelten als antierogene Wirkstoffe und haben fast immer einen frischen Duft.

Inhaltsstoffgruppe:	Eigenschaften:	enthalten in:
β-Myrcen		Bay, Galbanum, Wacholder, Weihrauch
α-Pinen	würzig frischer Duft	Muskatnuß, Weißtanne, Angelikawurzel, Fichte, Cistrose, Douglasfichte, Eukalyptus, Bergamotte, Galbanum, Grapefruit, Immortelle, Myrte, Zypresse, Kamille wild, Lärche, Latschenkiefer, Rosmarin, Thymian weiß, Wacholder, Zirbelkiefer
β-Pinen	frische grüne Duftnote	Douglasfichte, Galbanum, Limette, Pfeffer schwarz, Ysop, Zitrone, Schafgarbe, Muskatnuß

Inhaltsstoffgruppe:	Eigenschaften:	enthalten in:
Limonen durch mikrobiologische Transformation entsteht als Alterungskomponente der Terpenalkohol α-Terpinol - ein Fliederriechstoff		Angelika, Bergamotte, Cajeput, Clementine, Eisenkraut, Douglasfichte, Eukalyptus, Fenchel, Grapefruit, Kamille wild, Koriander, Lemongrass, Limette, Mandarine, Orange, Zitrone
Camphen		Ingwer, Weißtanne, Santolin
Sabinen		Douglasfichte, Kampher, Muskatnuß, Schafgarbe, Wacholder
β-Phellandren	balsamisch, blumig	Dill, Latschenkiefer, Riesentanne, Zirbelkiefer, Rosmarin, Ysop
Paracymen		Bergbohnenkraut, Thymian rot, Cistrose
β-Ocimen	magen- und verdauungsstärkend	Basilikum
α-Terpinen		Bergbohnenkraut
γ-Terpinen		Zitrone, Mandarine, Limette, Koriander

SESQUITERPENE:

Chemische Zusammensetzung:
3 Isoprene ergeben 1 Sesquiterpen. 3 x 5 C-Atome in Kettenform.

Allgemeine Wirkung:
Analgetisierend, beruhigend, krampflösend, desinfizierend, magenstärkend; viele Öle enthalten Sesquiterpene.

Zingiberen		Ingwer
Vetivon (α + β), Vetiven		Vetiver
Chamazulen entsteht erst bei der Destillation	entzündungshemmend, fiebersenkend	Kamille blau, Schafgarbe

Inhaltsstoffgruppe:	Eigenschaften:	enthalten in:
β-Caryophyllen sehr interessanter Stoff für Kosmetik; in Lippenblütlern	süßlich, leicht blumiger, nelkenähnlicher, würziger Duft	Zimtblätter, Nelke, Bay, Lavendel fein, Meerkiefer, Ysop, Rosmarin, Pfeffer schwarz
β-Farnesen	balsamisch, agrumiger Duft	Ylang-Ylang komplett, Zitrusöle, Kamille blau
Valencen		Orange, Grapefruit
α + β-Bisabolen		Karottensamen, Ingwer, blaue Kamille
Cedren		Zeder

DITERPENE:

Chemische Zusammensetzung:

4 Isoprene formen ein großes Molekül, das Diterpen genannt wird = 20 Kohlenstoffatome. Je größer die Moleküle werden, desto schwieriger ist die Destillation (keine Verdunstung wegen des hohen Molekulargewichtes; Hormone, Steroide = 20-40 C-Atome!).

Allgemeine Wirkung:

Pilzhemmend, antiviral.

z.B. **Alpha-3 Carven**

TERPENALKOHOLE - »OL«:

Chemische Zusammensetzung:

An eine aliphatische Terpenkette wird eine Hydroxylgruppe (OH- Molekül) angehängt. Nach der Zahl der -OH-Gruppen unterscheidet man ein-, zwei-, oder mehrwertige Alkohle. Es gibt Monoterpenole, Sesquiterpenole, Diterpenole (schwer zu destillieren - wie menschliche Hormone). Alkohole haben eine starke Verwandtschaft zu Wasser und reagieren mit organischen Säuren zu Estern.

Allgemeine Wirkung:

Belebend und antiseptisch, sind nicht toxisch.

MONOTERPENALKOHOLE:

Inhaltsstoffgruppe:	Eigenschaften:	enthalten in:
Menthol	duftet erfrischend, krautig, leicht scharf, neurotonisch	Minze
Linalool	bakterizid, leicht blumiger, beruhigender, lavendelartiger und leicht holziger Duft	Thymian, Lavendel, Petit Grain, Ingwer, Muskatellersalbei, Neroli, Rosenholz, Koriander, Ylang-Ylang
Terpineol-4	harntreibend, fungizid, harmonisierend, frischer, grüner Duftton	Wacholder, Zitrone, Tea Tree, Zypresse
α-Bisabolol	tonisierend für die Haut	Kamille blau
Phenylethanol	bakteriostatisch, anästhetisch, narkotischer, blumiger Duft	Rose
Citronellol	antirheumatisch, insektizid, süß-blumiger, leicht bitterer narkotischer Duft	Rose, Citronella, Rosengeranie
Geraniol	stimmungserhellend, mild, blumig leicht, bitter, narkotischer Duft	Geranie, Rose, Ysop, Citronella, Eukalyptus citriodora, Palmarosa
Nerol	antirheumatisch, insektizid, süß-blumiger, narkotischer Duft	Neroli, Palmarosa, Rose, Immortelle
α-Terpineol	blumig, ausgleichend, gilt als Fliederriechstoff	Cajeput, Orange
Borneol	kampherartiger Duft	Weihrauch

SESQUITERPENALKOHOLE:

α-Bergamoten	frisch, leicht herb/grün	Bergamotte, Zitrone
Carotol	-	Karottensamen

Inhaltsstoffgruppe:	Eigenschaften:	enthalten in:
Farnesol	bakteriostatisch, desodorierend, sehr hautfreundlich, gegen Akne, leicht nach Maiglöckchen duftend, frisch/grünblumiger, schwer flüchtiger Duft	Rose, Speiklavendel, Moschuskörner, Ylang-Ylang
Nardol		Narde
Neroliolol	zart holzig, blumig, etwas grüner Duft	Neroli
α-Santalol β-Santalol	holzig, schweißartig, urinähnlich, narkotischer Duft, eigentl. Geruchsträger ca. 90% von Sandelholz sind Santalol! Viele Menschen sind für diesen Duft „geruchsblind"!	Sandelholz
Patchouli-Alkohol	krautig, holziger Duft	Patchouli, Narde
Phenyläthylalkohol	wasserlöslicher, leicht rosiger, blumiger Duft,	Mairose, Hauptbestandteil von Rosenhydrolat; nur in Absolues zu finden

DITERPENOLE:

z.B.

Abienol	-	Zypresse
Salviol	-	Salbei
Sclareol	hormonregulierend	Muskatellersalbei
Zimtalkohol	warm, blumig, balsamisch, narkotischer Duft	Zimt, Zimtblätter, Styrax

PHENOLE - »OL«:

Chemische Zusammensetzung:

Eine Hydroxylgruppe (OH - Gruppe) hängt sich an einen Phenylring (C-Atome in Kettenform) = aromatischer Ring.

Allgemeine Wirkung:
Möglicherweise toxisch auf die Leber, hautreizend! Sehr aktive Substanzen (im Positiven, wie auch bei den Risiken).

Inhaltsstoffgruppe:	Eigenschaften:	enthalten in:
Chavacrol	fungizid, stark antiseptisch	Bohnenkraut, Oregano
Eugenol	antiseptisch, nelkenartiger - scharf würziger Duft, stimulierend	Gewürznelke, Zimtrinde, Zimtblätter
Thymol	fungizid, stark antisept.	Thymian, Oregano

ETHER:

Chemische Zusammensetzung:
An einem Benzolring hängt sich ein O-Atom und ein Hydrocarbonradikal -CH_3.

Allgemeine Wirkung:
Krampflösend, nervlich ausgleichend, beruhigend, antidepressiv, schleimlösend.

Trans-Anethol	sekretionsfördernd, hautreizend, milder, warmer, anisartiger Duft	Anis, Fenchel
Methylchavicol wird in der Literatur auch Estragol genannt	schleimlösend, krampflösend, süß-krautiger Geruch	Basilikum, Estragon, Muskatnuß, Fenchel
Chavacrol (Methylether)	fungizid, stark antisept.	Bohnenkraut, Oregano
Elemicin	halluzinogen	Muskatnuß
Methyl-Eugenol	antidepressiv, erdig, krautig, leicht scharf	Basilikum, Muskatnuß

ALDEHYDE - »AL«: Endung auf »al« oder »aldehyd«

Chemische Zusammensetzung:
1 Sauerstoff-Atom (O) und 1 Wasserstoff-Atom (H) hängen sich an eine Kohlenstoffkette oder einen Kohlenstoffring. Aldehyde sind auch oxidierte Alkohole.

Allgemeine Wirkung:
Stark antiseptisch, sind wenig toxisch, können aber reizen.

Inhaltsstoffgruppe:	Eigenschaften:	enthalten in:
Geranial (Citral-A)	ist auch beruhigend auf das Nervensystem, virucid, scharf-frischer, zitrusartiger Duft	Melisse, Lemongrass, Eisenkraut, Litsea Cubeba
Neral (Citral-B)	immunstabilisierend, scharf-frischer, fruchtiger, zitrusartiger Duft	Eisenkraut, Zitrone
Zimtaldehyd	hautreizend, stimulierend, warm, würzig süßer Duft	Zimt, Cassia
Citronellal	entzündungshemmend, frischer, grüner Zitrusduft	Citronella, Eukalyptus citriodora
Benzaldehyd	hautreizend, bakterizid, erwärmend, ZNS beruhigend, stimulierende Duftnote	Tolu, Benzoe, Myrrhe, Cistrose
Vanillin	süß, vanillig, würzig	Vanille, Tolu, Styrax, Benzoe
Anisaldehyd	süß, würzig-stimulierende Duftnote	Anis
Nonylaldehyd	fettig, schweißiger Geruch, meist nur in Spuren vorhanden, in Verdünnung blumig, zitrusartig	Rose

KETONE:
Chemische Zusammensetzung:
1 C-Atom hängt sich an eine C-Kette oder einen C-Ring. Auch Ketone sind oxidierte Alkohole. Hat eine Doppelbindung zum Sauerstoff (O).

Allgemeine Wirkung:
Stark schleimlösend, können neurotoxisch wirken (speziell bei innerer Einnahme). Reichern sich im Körper an, max. 4-6 Wochen! Auch im Tier! (C-Atome an Kette oder Ring).

Inhaltsstoffgruppe:	Eigenschaften:	enthalten in:
Nootkaton	meist nur in Spuren vorhanden, sehr duftwirksam	Grapefruit
α + β-Thujon	immunstimulierend warm, krautig-minziger Duft	Salbei, Thuja, Ysop
Verbenon	beruhigend, wundheilend, immunstimulierend	Rosmarin
Menthon	fördert das Zellwachstum, ist epithelisierend, wundheilend, brennt nicht auf der Haut, auch nicht bei Schnittverletzungen	Mentha piperita
Carvon	würzig, krautig	Kümmel, Dill, Spearmint
Pinocamphon	stark schleimlösend	Ysop, Kamille römisch
Pulegon	desinfizierend, möglicherweise abortiv	Mentha piperita
Kampher (= Borneon)	stark schleimlösend, beruhigend, bei höherer Dosis anregend	Kampher, Lavandin, Salbei, Schopflavendel, Rosmarin, Zimtblätter, Speiklavendel
Rosenketone (Damascone)	narkotisch, würzig, leicht fruchtig	Damascener Rosen
Jasmon	meist in Spuren vorhanden, stimulierender, typisch jasminiger, blumig frischer Duft, Signalduft für Schmetterlinge	Jasmin, Neroli, Lavendel, Bergamotte
Zingiberon	antiviral, beruhigend	Ingwer

ESTER:

Chemische Zusammensetzung:

Ester und Säuren sind stets in Kombination vorhanden. Organische Säuren und Alkohol reagieren zu Ester und Wasser und umgekehrt. Diese Umwandlung ist ein stetiger Prozeß, das äth. Öl „arbeitet" noch weiter.

163

Bei der Destillation werden viele Ester vernichtet. Blumige Düfte der Pflanzen sind dann im äth. Öl nicht mehr in derselben Art zu erkennen.

Allgemeine Wirkung:

„Herznote" - ausgleichend, fungizid, beruhigend, krampflösend auf das zentrale Nervensystem; blumiger, fruchtiger Duft.

Inhaltsstoffgruppe:	Eigenschaften:	enthalten in:
Bornylacetat	beruhigend	Fichte, Bergamotte, Rießentanne, Lärche, Latschenkiefer
Citronnelyl-Formiat	harmonisierend	Geranie
Geranylacetat	fruchtiger Duft	Zitrone, Palmarosa
Linalyl-Acetat	beruhigend, tonisierend, säuerlich blumiger, leicht frischer Duft	Lavendel, Neroli, Petit Grain, Bergamotte, Cistrose, Orange, Muskatellersalbei
Menthylacetat	aphrodisierend, anregend, balsamisch, narkotischer Duft	Ylang-Ylang, Benzoe, Tolu, Zimtrinde, Jasmin
Mentholester	ausgleichend	Minze
Terpenylacetat	blumiger Fliederriechstoff	Cardamom, Wacholderbeere
Benzylacetat	intensiv süß, blumig	Jasmin
Myrtenylacetat	frisch, leicht würzig	Myrte

OXIDE:

Chemische Zusammensetzung:

Ein O-Atom sitzt zwischen zwei Kohlenstoffatomen (ganz spezifische, ungewöhnliche Verbindung).

Allgemeine Wirkung:

Entzündungshemmend, schleimlösend.

Myristicin sehr selten anzutreffen	das zentrale Nervensystem anregend, halluzinogen	Muskatnuß

Inhaltsstoffgruppe:	Eigenschaften:	enthalten in:
1,8 - Cineol (Eukalyptol)	schleimlösend, krautig, kampherartiger, balsamischer Duft gilt als anti-erogen	Angelikawurzel, Cardamom, Kampher, Tea Tree, Cajeput, Myrte, Rosmarin, Lorbeer, Speiklavendel, Salbei, Spearmint, Wiesenkönigin
Safrol	möglicherweise abortiv, halluzinogen	Safran, Muskatnuß, Anis, Fenchel, Kampher
Rosen-Oxid entsteht erst bei der Destillation; ist nur in winzigen Mengen vorhanden	Duft in hoher Verdünnung frisch, blumig, leichte Grünnote	Rose
Linalyl-Oxid	beruhigend	Ysop
Piperiton-Oxid	-	Pfefferminze

LACTONE:

Chemische Zusammensetzung:

Innere Ester von Oxysäuren, d.h. von Säuren, die außer der Carboxylgruppe (-COOH-) noch eine Hydroxylgruppe (-OH-) enthalten.

Iron, Ionon	stark schleimlösend, kühlend, sehr gut fixierend, veilchenartiger, narkotischer Duft	Iris, Narde

KUMARINE:

Chemische Zusammensetzung:

Kumarine sind hochungesättigte Lactone. Werden in den letzten 10% der Destillationszeit gewonnen. In natürlichen, unverfälschten Duftölen öfter enthalten. Sehr aktive Substanzen.

Allgemeine Wirkung:

Beruhigend, kühlend, krampflösend, gefäßentspannend, phototoxisch.

Inhaltsstoffgruppe:	Eigenschaften:	enthalten in:
Kumarin auch 1,2 Benzopyron genannt	stimulierender, caramellig, süßer Geruch	Tonka, besteht fast ausschließlich aus Kumarin
Furokumarine (auch Fukokumarine) Bergamotin, Bergapten, ...	phototoxisch, möglicherweise reizend	Zitrusöle, Bergamotte, Angelikawurzel, Eisenkraut
Pyrannokumarine	lebertoxisch	

SÄUREN:

Sind hochwirksame Stoffe, die in wässrigen Lösungen Wasserstoffionen (H^+-Protonen) abgeben. Der pH-Wert liegt zwischen 0 und 7. Da Säuren wasserlöslich sind, findet man sie in ätherischen Ölen nur in Spuren.

Salicylsäure	entzündungshemmend,	Wacholder, Geranie,
Citronensäure	kühlend	Myrte

STICKSTOFFDERIVATE:

Indol	fäkalartiger, erogener Geruch; kräftig blumig, in hohen Verdünnungen	Jasmin, Neroli, Tuberose

Kurze Zusammenfassung:

Isoprene = (Verbindung von 5 Kohlenstoffarmen) aliphatische Ketten.

Monoterpene	Sesquiterpene	Diterpene
$C_{10} H_{16}$	$C_{15} H_{24}$	$C_{20} H_{32}$

Anlagerung von funktionalen Gruppen: z.B. O, OH, C

Alkohole, Phenole, Aldehyde, Ketone, Oxide, Ester, Säuren.

Benzenring $C_6 H_6$ (= Verbindung von 6 Kohlenstoffatomen im Ring), aromatischer Ring, dem sogenannten:

166

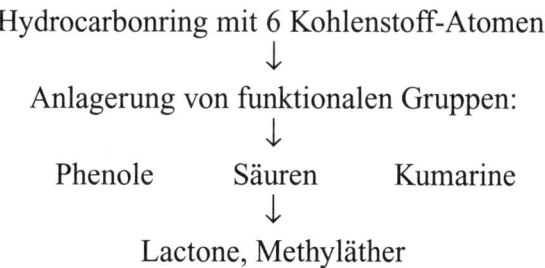

Hydrocarbonring mit 6 Kohlenstoff-Atomen.

↓

Anlagerung von funktionalen Gruppen:

↓

Phenole   Säuren   Kumarine

↓

Lactone, Methyläther

→ Die Vielzahl der molekularen Verbindungsmöglichkeiten ergibt die breite Wirksamkeit und fast unüberschaubare Mischungsreaktion der Duftstoffe! So können sich ähnliche Wirkstoffe im Duft „aufschaukeln" (Push Effekt), oder ein anderer Inhaltsstoff kann die vorherrschende Duftqualität neutralisieren - Quenching (Puffereffekt). Oft ergeben schon winzigste Mengen eines Inhaltsstoffes (unter 0,1%) eine ganz starke Geruchswirkung. Am wichtigsten ist für uns dieses chemische Wissen in der Therapie und beim Verhindern von Reizungen oder anderen unerwünschten Nebenwirkungen bei unseren Mischungen.

9.6 Alphabetischer Index zum Auffinden von Duftstoffen

Ätherisches Öl:	Nähere Beschreibung der Eigenschaften des Duftstoffes auf Seite:	Information zu Risiken beim Mischen von Parfums auf Seite:	Wirkungen bei der Kosmetikherstellung auf Seite:
Angelikawurzel	45	88	-
Anis	29	87	-
Basilikum	29	87	-
Bay	30	87	131
Benzoe	73	89	-
Bergamotte	30	87	131
Bergbohnenkraut	45	80	-
Cajeput	31	87	-
Cardamom	46	88	-
Cassia	46	88	-
Cistrose	73	89	-
Citronella	31	87	-
Clementine	32	87	-
Dill	32	87	-
Douglasfichte	47	88	-
Eichenmoos	74	53	-
Eisenkraut	33	89	-
Estragon	33	87	-
Eukalyptus citr.	34	87	132
Eukalyptus glob.	34	87	132
Fenchel süß	47	88	-
Fichtennadel sibir.	48	88	-
Galbanum	35	87	-
Ginster	48	88	-
Grapefruit	35	87	132
Honigessenz	74	89	-
Immortelle	75	89	-
Ingwer	49	88	-
Iris	49	88	-
Jasmin	50	88	132
Kakao	75	89	-
Kamille blau	50	88	132
Kamille römisch	51	88	132

Ätherisches Öl:	Nähere Beschreibung der Eigenschaften des Duftstoffes auf Seite:	Information zu Risiken beim Mischen von Parfums auf Seite:	Wirkungen bei der Kosmetikherstellung auf Seite:
Kamille wild	51	88	132
Kampher	36	87	-
Karottensamen	76	89	132
Koriander	52	88	-
Kreuzkümmel	52	88	-
Lärche	53	88	-
Latschenkiefer	53	88	-
Lavandin	54	88	132
Lavendel fein	54	88	132
Lavendel extra	55	88	132
Lemongrass	36	87	133
Limette	37	87	133
Linaloe	76	89	-
Litsea Cubeba	37	87	-
Mairose	55	88	-
Majoran	56	88	-
Mandarine rot/grün	38	87	133
Meerkiefer	56	88	-
Melisse 100 %	57	88	133
Mimose	57	88	-
Moschuskörner	77	89	-
Muskatellersalbei	58	88	133
Muskatnuß	58	88	-
Myrrhe	77	88	-
Myrte	59	88	133
Narde	59	88	-
Narzisse	60	88	-
Nelkenblätter	60	88	-
Neroli	61	88	133
Orange	39	87	133
Oregano	61	88	-
Palmarosa	62	88	-
Patchouli	78	89	-
Petit Grain	62	88	-
Pfeffer schwarz	63	88	-
Pfefferminze	39	87	133

Ätherisches Öl:	Nähere Beschreibung der Eigenschaften des Duftstoffes auf Seite:	Information zu Risiken beim Mischen von Parfums auf Seite:	Wirkungen bei der Kosmetikherstellung auf Seite:
Riesentanne	63	88	-
Rosen	64	88	134
Rosengeranie	65	88	132
Rosenholz	78	89	134
Rosmarin	40	87	134
Salbei	40	88	-
Sandelholz	79	89	134
Santolin	66	89	-
Schafgarbe	66	88	-
Schopflavendel	67	88	-
Spearmint	41	87	-
Speiklavendel	67	88	-
Styrax	79	89	-
Tea Tree	68	88	134
Thymian rot	80	89	-
Thymian weiß	80	89	-
Tolu	81	89	-
Tonka	81	89	-
Tuberose	68	88	-
Vanille	82	89	-
Vetiver	82	89	-
Wacholder	41	87	-
Wacholderbeere	42	87	-
Weihrauch	83	89	-
Weißtanne	69	88	-
Wiesenkönigin	42	87	-
Ylang-Ylang	69	88	134
Ysop	43	87	-
Zeder	83	89	134
Zimtblätter	70	88	-
Zimtrinde	71	88	-
Zirbelkiefer	71	88	-
Zitrone	43	87	135
Zitronenthymian	44	87	-
Zypresse	72	88	135

Danksagung/Widmung

Bedanken möchte ich mich bei:

* *meinen Lehrern* in Asien, die mir die Welt der Rituale und Meditation mit Räucherwerken nähergebracht haben,

* *Susanne Fischer-Rizzi*, die mich als hervorragende deutsche Aromatherapeutin gelehrt hat, die Pflanzen auch mit dem „Herzen" zu betrachten und mich motivierte, tiefer in das Reich der Düfte einzudringen,

* *Nina Jaksch*, die mir bei der Auswahl wichtiger Unterlagen geholfen hat,

* *PRIMAVERA LIFE* GmbH, für das Bereitstellen ihrer Qualitätskriterien und ihrer Hausbibliothek,

* *Inge Andres* von *LA BALANCE*, für das Überlesen des Kapitels über chemische Inhaltsstoffe

* allen *Teilnehmern meiner Seminare*, die ganz wesentlich zu meinen praktischen Erfahrungen beigetragen haben,

* *Dr. Kirk Smith, Dr. Kurt Schnaubelt, Dr. Penoel, Prof. Wabner* und anderen Wissenschaftlern, die mir den wissenschaftlichen Aspekt im Umgang mit Duftstoffen nähergebracht haben,

* den Parfumeuren *Schmidt* und *Dr. Curtis* für ihre parfumistische Hintergrundinformation,

* *Prof. Manfred Junius*, der mir gezeigt hat, daß die Alchemie auch heute noch eine lebendige Wissenschaft ist,

* meinem Grafiker *Slama*, der wieder ein herrliches Cover für dieses Buch entworfen hat,

* meiner Druckerei *Fa. MELZER DRUCK* GmbH in Wien, die mich mit sehr viel Know-How und Geduld seit vielen Jahren betreut,

* meinen Freunden *Andrea von Carnap, Roland Gabler* und *Rudolf Jaeger* der *Fa. TELESMA-PC*, für hervorragende Textverarbeitung, -korrektur und Satz.

* und nicht zuletzt meiner langjährigen Freundin Ingrid, die mir während der Arbeit an diesem Buch immer mit Rat und Tat hilfreich zur Seite stand.

Literaturnachweis

Belaiche Dr. Paul l´Aromatogramm (Frankreich)

Fischer-Rizzi, Susanne Himmlische Düfte
Fischer-Rizzi, Susanne Duft und Psyche

Haarmann / Reimer Parfum
Haarmann / Reimer Lexikon: Duftbausteine

Jellinek, Paul   Die psychologischen Grundlagen
der Parfumerie

Junius, Manfred Praktisches Handbuch der Pflanzen-Alchemie

Kubeczka, K.-H. Vorkommen und Analytik äth. Öle

Lavabre, Marcel Mit Düften heilen

Ohloff, Günther Irdische Düfte - himmlische Lust

Penoel Dr. Daniel / l´Aromatherapie exactement (Frankreich)
Franchomme P.

Rieder Dr. / Wollner Duftführer

Süßkind, Patrick Das Parfum (Roman)

Tisserand, Robert Das ist Aromatherapie
Tisserand, Robert Bildtafel: Psycho Aromatherapie

Watt, Martin   Plant Aromatics (England)

Kongreßunterlagen der Veranstaltung „Aroma ´93" in Brighton von
Aromatherapy publications (England).

Notizen

Notizen

Notizen

Notizen